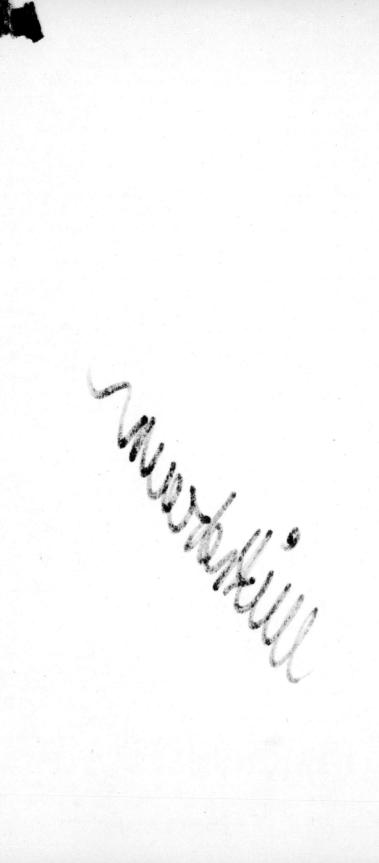

Factor microbio

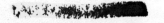

Hiromi Shinya

Factor microbio

Cómo utilizar las enzimas y los microbios de tu cuerpo para proteger tu salud

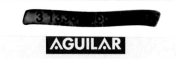

AGUILAR

AGUILAR®

Factor microbio

Título original: *The Mricobe Factor*
Edición original publicada por Council Oak books, LLC
© 2010, Hiromi Shinya
Todos los derechos reservados
© 2014, Santillana Ediciones Generales, S. A. de C. V.

De esta edición: marzo de 2014.
D. R. © Santillana Ediciones Generales, S.A. de C.V.
Av. Río Mixcoac 274, Col. Acacias.
México, 03240, D.F. Teléfono (55) 54 20 75 30
www.librosaguilar.com
www.facebook.com/librosaguilar

ISBN: 978-607-11-3069-3

Nota. El propósito de esta obra es el de ser un libro de referencia únicamente y no un manual médico. La información presentada tiene como objetivo ayudarte a tomar decisiones razonadas sobre tu salud. Su finalidad no es la de sustituir cualquier tratamiento prescrito por tu doctor, que conoce bien tus necesidades. Si albergas dudas sobre tu estado de salud, te sugerimos consultar una instancia médica competente.

Impreso en México

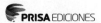
PRISA EDICIONES

Índice

Introducción
La revolución de la salud en marcha

Se está produciendo una revolución de la asistencia sanitaria en Estados Unidos y en el resto del mundo.

No estoy hablando de los debates que se han llevado a cabo en un pasado reciente sobre el seguro nacional de salud o sobre quién va a pagar tus medicamentos. La revolución sobre la asistencia sanitaria que acaba de comenzar tendrá menos que ver con quién paga los tratamientos cuando te pones enfermo y mucho más con mantenerte alejado de los medicamentos y de los hospitales.

En mi opinión, como médico con una experiencia de más de cincuenta años en Estados Unidos, nuestro enfoque actual sobre la asistencia sanitaria con su caro despliegue de tecnología y fármacos debe ser revisado completamente (y cuanto antes mejor). Es hora de que empecemos a basar nuestras discusiones sobre la asistencia sanitaria en la salud misma más que en la enfermedad. ¿Cómo podemos disfrutar de una larga esperanza de vida con vitalidad?

Este libro es mi receta para esa vida joven. Basado en los estudios más recientes (y en algunos de los más antiguos) sobre nuestro cuerpo y su funcionamiento, sugiero lo que yo llamo el *Bioenzima Shinya*, una nueva manera de comer y de vivir que puede devolverte la salud y hacer que vivas con un mínimo de intervenciones quirúrgicas y de medicamentos.

Estamos empezando a darnos cuenta de la suprema futilidad de una continua guerra contra los microbios y el centro de atención ahora está cambiando hacia cómo sacar el máximo partido a las «buenas» bacterias siempre presentes en el cuerpo humano. Tal vez hayas oído hablar del concepto asiático del *chi* y del *qi*, una fuerza vital que fluye por todos los seres vivos. Te enseñaré lo que esta fuerza energética representa y cómo llevar la «energía de las plantas» a tu «planta energética» celular para obtener el mayor rendimiento de la fuerza vital dentro de las células de tu cuerpo. Al hablar de la vida a nivel celular, mostraré cómo las células pueden limpiarse y rejuvenecerse ellas mismas. Explicaré de manera clara los últimos trabajos de investigación biológica llevados a cabo y lo que nos dicen acerca de los sistemas naturales de rejuvenecimiento. Aprenderás cómo tener células jóvenes incluso a «edad avanzada».

La revolución sobre la salud que se avecina se basa en los nuevos conocimientos que tenemos sobre nuestro cuerpo y en una nueva actitud que está emergiendo en el mundo actual. A pesar de la tecnología y del mundo de realidad virtual en el que vivimos, no estamos separados de nuestro medio ambiente, ni tampoco podemos hablar de «ecología» sin hacer referencia a nosotros y a nuestro cuerpo. Basándome en las últimas investigaciones (descubrimientos galardonados con el Premio Nobel) y también en la investigación clínica que he llevado a cabo durante las últimas cinco décadas, he recopilado un conjunto de sugerencias para comer y vivir que contribuirán en gran medida a mantenerte joven, con vitalidad y con un mínimo de enfermedades. Trato muchos temas en este libro, pero te serán de fácil comprensión si vienes con una mente abierta. La información que sigue debes enfocarla de la misma manera que te aconsejo que plantees tu comida diaria: debes tomarla despacio y masticarla minuciosamente para su buena digestión y absorción. Mi deseo es que leas este libro de ese modo y que, una vez leído, pongas en práctica mi receta del *Bioenzima*. Mi propósito es que mis palabras puedan alimentar tu mente al igual que la buena comida o el agua nutren tu cuerpo.

No importa la edad que tengas, tus condiciones de vida, la cobertura de tu seguro médico o tu estado de salud, encontrarás algo en este libro que podrás utilizar para mejorar tu energía y tu salud. Pon en práctica la *totalidad* del *Bioenzima Shinya*, haz de él tu modo de vida y es posible que no necesites medicamentos caros o intervenciones quirúrgicas para preservar tu salud en los años venideros.

Primera parte

La ciencia de la inmunidad natural

1

Una nueva visión del cuerpo humano

Debe iniciarse un nuevo paradigma para la salud humana con otra visión de los seres humanos y de nuestro lugar en la naturaleza. En Estados Unidos mucha gente habla de su preocupación acerca del medio ambiente; hay libros sobre el equilibrio ecológico y las consecuencias del cambio climático global para el planeta. En cambio, no hay tanto consenso para reconocer el hecho de que nuestros cuerpos son también un sistema ecológico y una parte muy importante del mundo en el que vivimos.

Como testigo del debate en curso sobre la asistencia sanitaria en Estados Unidos, me di cuenta de que se pasa por alto una de las claves del debate. Antes de que podamos ver nuestro camino de manera clara hacia una mejor atención a la salud, creo que es importante comprender y sentir nuestra conexión con la globalidad (especialmente a través de nuestros intestinos). De acuerdo, soy gastroenterólogo y quizás mi punto de vista esté sesgado por mis cincuenta años de práctica médica especializada en el sistema digestivo humano. Sin embargo, sé que nuestros intestinos no son sólo largos y estrechos tubos; son nuestro punto de conexión principal con la tierra.

Nuestro mundo está vivo gracias a los microorganismos, las formas originales de vida, que se encuentran en todas partes, desde las simas de las profundidades marinas hasta los casquetes polares. Estos organismos forman colectivamente una capa de vida interconectada sobre todas las superficies de nuestro planeta. A su vez, nuestros intestinos nos conectan con los microorganismos. Muchos lectores ya saben que las bacterias intestinales, las buenas y las malas, son cruciales para la salud, pero mi enfoque no se limita a este universo interno. El universo del que estoy hablando es mucho más vasto. La tierra en la que crecen las verduras que comemos es un hervidero de actividad de microorganismos. La calidad de este suelo tiene un efecto directo en la calidad de los alimentos que produce, y nuestro consumo determina el estado de nuestros intestinos y, en última instancia, de nuestra salud.

La comida que ingerimos cada día debe ser convertida en energía. Los intestinos llevan a cabo esta tarea en la que los alimentos son digeridos y absorbidos por los vasos sanguíneos que conectan los intestinos con las células de todo el cuerpo. El conjunto de esos cuarenta o sesenta billones de células constituye el ser humano.

Los intestinos son también el lugar del cuerpo en el que se generan las enzimas. Estas enzimas son el impulso para cada acción que se produce dentro de nuestras células. Estar lleno de energía significa que las células del cuerpo entero están activas y proporcionan energía. Lo habrás oído muchas veces: «Eres lo que comes». Quizás esta afirmación se ha repetido tanto que ya no consigue llamar tu atención, pero sigue teniendo validez. Lo que comes y la manera de comerlo tiene un doble efecto: en tu cuerpo y en tu cerebro.

En la práctica de la medicina moderna, las recetas y la cirugía son los principales tratamientos. Es raro encontrar un médico que recomiende un programa de salud orientado a una dieta sana, centrado en la manera en la que absorbemos la energía vital en el cuerpo y cuyo propósito sea mejorar la salud de los intestinos. En lugar de eso, los médicos y pacientes parecen igualmente preocupados por la eliminación inmediata de los síntomas sin ninguna comprensión de las causas reales de la enfermedad. Con sus medicinas caras y su tecnología, el sistema estadounidense ha creado un modelo de asistencia sanitaria que sólo pueden permitirse las personas acomodadas, pero incluso a esos altos precios, ¿de verdad está nuestro sistema sanitario ocupándose de nuestra salud?

Creo que la asistencia sanitaria debería empezar con el sistema digestivo y con la comida con la que nos alimentamos. En este libro voy a mostrar cómo los intestinos son nuestra conexión vital con la energía del universo y cómo podemos construir y mantener nuestra salud reforzando esta conexión.

Mi primer libro, *La enzima prodigiosa*, publicado en Japón y en Estados Unidos, despertó un creciente interés por estas recomendaciones sobre la salud y la dieta. Gracias a ello mucha gente ha incorporado tales recomendaciones a su vida cotidiana.

Durante mi medio siglo de práctica médica he observado el expediente dietético de miles de personas y he comparado su alimentación con sus características intestinales. Esto me ha dado una amplia comprensión de las relaciones entre dieta, salud intestinal y salud del resto del cuerpo. He llegado a la conclusión, mediante montones de pruebas clínicas, de que lo que veo por mi endoscopio, es decir, si los intestinos están limpios o sucios, sanos o no, depende de lo que el paciente come habitualmente. El estado de los intestinos, por su parte, determinará el estado de la sangre que lleva los nutrientes vitales a cada célula del cuerpo. Creo que se puede vivir una vida sana sin enfermedades graves... pero sólo si tenemos las «tripas» de un comedor sano.

El método de salud Shinya, al que llamo el *Bioenzima Shinya*, contiene secretos para lograr unos intestinos sanos, una sangre sana y unas células radiantes. Respecto a los intestinos, podrás aprender por qué algunos consejos sobre nutrición que gozan de aceptación unánime son nocivos para mucha gente. Y, lo que es más: conocerás qué es bueno comer y por qué. Aprenderás también cómo escuchar y responder a tu propio cuerpo y a ser consciente del lenguaje de tus intestinos para mejorar de forma radical tu salud.

Muchas de mis investigaciones se han centrado en las enzimas que trabajan dentro de las células. He tratado de conceptualizarlas, llamándolas *neoenzimas* porque son enzimas que están continuamente trabajando para regenerar el cuerpo. Las *neoenzimas* son la raíz de nuestra fuerza y vitalidad. Si examinamos la actividad de las células centrándonos en las *neoenzimas,* nos daremos cuenta de por qué muchos de nosotros hemos perdido energía y han disminuido nuestra motivación y vitalidad creativa. Entenderás los problemas causados al tratar de reemplazar esta fuerza vital natural con estimulantes como la cafeína, el azúcar e incluso otras sustancias más dañinas.

Nuestra obsesión nacional por la apariencia y la «belleza» es otra manera que tenemos de declararle la guerra a la naturaleza. Usamos de todo, desde reductores de grasa hasta inyecciones de bótox, para parecer más jóvenes y más atractivos de lo que somos en realidad. Sin embargo, ciertamente, la belleza es la misma cosa que la salud natural. En el reino animal, la belleza es signo de salud y de vitalidad. Los animales de pelo se sienten más atraídos por aquellos cuyo pelo es lustroso y poseen ojos claros y brillantes. Es la manera que tiene la naturaleza de fomentar la reproducción de los más sanos de cada especie.

Hacer las paces con la naturaleza implica, por lo tanto, un nuevo régimen de «belleza» basado en una manera saludable de comer y de vivir. Un estilo de vida sano mejorará no sólo tu «cara interior», tus intestinos, sino que embellecerá también tu cara exterior. Una cara interior sana refleja también una riqueza natural del corazón, una sensación de seguridad y confianza en uno mismo.

Por supuesto, si sigues una dieta extrema que no tiene en cuenta la salud de tus intestinos, el resultado puede ser una gran pérdida de peso. Si pierdes 2.5 kilos. en un mes, puedes considerarlo un éxito y esto es posible que refuerce tu confianza. No obstante, a menos que esta dieta incluya un cambio en el estilo de vida, no puede lograr ningún tipo de auténtica belleza. Si tu confianza proviene de un logro así, será temporal. Tras un tiempo, el peso perdido reaparecerá y será necesario pasar a un nuevo método dietético. La razón de los efectos poco duraderos de la mayoría de las dietas es que fallan en mejorar los intestinos, que son la base de la salud del cuerpo y de la mente. Si quieres ser realmente una mujer guapa o un hombre atractivo, debes prestar atención, en primer lugar, a tus intestinos.

Los hombres y las mujeres «barrigones» sufren probablemente de un síndrome metabólico, también llamado síndrome de resistencia a la insulina, una combinación de trastornos médicos que aumentan el riesgo de desarrollar enfermedades cardiovasculares y diabetes. Afecta a una de cada cinco personas y esta proporción aumenta con la edad. Algunos estudios estiman que la proporción en Estados Unidos es superior al 25 por ciento de la población. Investigaciones recientes indican que el estrés prolongado puede ser la causa subyacente del síndrome metabólico al trastornar el equilibrio hormonal del eje Hipotalámico-Pituitario-Adrenal (HPA). Esfuerzos como la limitación de ingesta de calorías o ejercicios agotadores inconstantes conllevarán un estrés innecesario para el cuerpo. Detrás del problema de peso de un cuerpo grueso se encuentra el del estilo de vida de cada uno. Dicho de otro modo, una dieta no natural ha estresado el cuerpo y lleva al deterioro de los intestinos, lo que acarrea obesidad, envejecimiento de la piel y muchos otros estados poco saludables del cuerpo.

Nuestro estilo de vida y nuestro enfoque sobre el cuidado de la salud se han alejado totalmente de la naturaleza y se han basado en nuestra habilidad para usar la ciencia y la tecnología *contra* la naturaleza (nuestra propia naturaleza física y el mundo natural en el que vivimos). Hoy en día podemos utilizar la ciencia y la tecnología para cooperar con la naturaleza. Nosotros mismos somos parte del mundo natural y la asistencia sanitaria en el futuro tendrá que empezar con el reconocimiento y la total aceptación de este hecho.

Mientras continuemos pensando en la salud y hablando de ella como una guerra contra la naturaleza, estaremos luchando contra nuestra propia carne y «arruinando el nido» en el que vivimos. A la larga seremos nosotros los derrotados. En ningún otro lugar se refleja esto con más claridad que en nuestra batalla contra los patógenos. Es hora de que nos hagamos amigos de los microbios que viven alrededor y dentro de nosotros.

2

La guerra contra los microbios

Durante los últimos cien años, más o menos, el estamento médico y de asistencia sanitaria se ha mantenido en estado de guerra contra la naturaleza.

Cuando empecé a practicar la cirugía y la gastroenterología en Nueva York a mediados de los sesenta, la impresión era que estábamos ganando la guerra. Con los antibióticos habíamos vencido a una gran cantidad de enfermedades infecciosas que habían sido plagas para los humanos durante años. Las vacunas habían relegado al pasado la viruela, el tétanos, la difteria, la polio y otras enfermedades infecciosas. Los avances en las técnicas quirúrgicas permitían a los doctores llegar al interior del cuerpo y reparar o extirpar órganos enfermos, e incluso trasplantarlos o sustituirlos por piezas de recambio artificiales.

El «milagro de la medicina moderna» parecía a punto de eliminar las enfermedades de todo tipo y elevar la media de esperanza de vida de mi generación. Un aspecto crucial de este «milagro» era la extendida aceptación del modelo de enfermedades basadas en los gérmenes. Se tenía a los microbios, popularmente llamados gérmenes, como responsables de la mayoría de las enfermedades. Matarlos o armar al propio cuerpo con un ejército de anticuerpos para eliminarlos significaría vivir libres de dolencias. También aprendimos a poner fin a enfermedades aterradoras como la malaria y la peste bubónica al exterminar a los insectos y a los gusanos que las propagaban.

El estamento médico estaba ganando la batalla de la vida y la muerte por medio de tácticas científicas de búsqueda y destrucción. Los investigadores buscaban las causas de las enfermedades relacionadas con los microbios y desarrollaban armas para destruirlos. Después, los médicos y los trabajadores de la sanidad pública empleaban estas armas para matar a los «gérmenes malos» de sus pacientes, lo que permitía que los enfermos se recuperaran y que los sanos se mantuvieran saludables.

El resultado de la guerra contra los microbios fue tan espectacular que empezamos a centrar nuestra atención en derrotar a las demás enfermedades. Declaramos la «guerra» al cáncer y a las enfermedades del corazón y del pulmón, pero entonces descubrimos que no había microbios enemigos que pudiéramos buscar para curarlas. En cambio, advertimos que muchas de nuestras enfermedades más mortales estaban relacionadas con la mala alimentación, la falta de ejercicio, el tabaco, la bebida u otros problemas ligados al estilo de vida. El campo de batalla en la guerra contra las enfermedades ha cambiado. En palabras de Pogo, el personaje de la tira cómica de Walt Kelly: «Hemos encontrado al enemigo, y resulta que somos nosotros.»

Entretanto, algunos de los microbios que pensábamos haber eliminado empezaron a volver. Comenzamos a ver más tipos de gripe para las que no existía vacuna. También aparecieron formas de neumonía, tuberculosis y otras enfermedades infecciosas que eran resistentes a las medicinas. Todo el mundo comenzó a vislumbrar que los microbios, como toda forma de vida, tienen la habilidad de evolucionar y adaptarse. Podemos continuar desarrollando nuevos medicamentos para luchar contra ellos, pero sólo aceleraremos la evolución de *superbichos* para los cuales quizás no haya cura. Tal vez ha llegado la hora de que dejemos de pensar en términos de guerra y adoptemos un enfoque diferente de la salud humana.

Una estrategia puede ser la de dejar totalmente de lado el modelo de guerra. Este modo de pensar nos ha llevado muy lejos en nuestra búsqueda de la salud, pero es producto de una imagen incompleta de cómo funciona nuestro cuerpo.

Microorganismos con poder de vida y muerte

Desde que venimos al mundo estamos controlados por organismos que no podemos ver con nuestros ojos. Estos organismos tienen poder sobre nuestra vida y nuestra muerte. Estoy hablando de microorganismos tan pequeños que sólo pueden verse con los ojos de la ciencia. Los microorganismos habitan nuestro cuerpo en todo momento; de hecho, pueblan todos los lugares de la Tierra. Los microorganismos viven fuera de nuestro cuerpo y también dentro de él.

Hay microorganismos que no pueden existir de manera autónoma y deben propagarse por las células de otros seres vivos, pero otros pueden vivir como organismos independientes.

Como ejemplos del primer grupo tenemos los virus, la rickettsia y la clamidia. Estos microorganismos se caracterizan por ser parásitos de otros organismos para propagarse. Hay incluso discusiones sobre si este grupo debe ser clasificado como organismos, ya que por una parte parecen organismos y por otra, no. Los virus, por ejemplo, no tienen células, que se suelen considerar la unidad más básica de vida.

La segunda categoría de microorganismos, compuestos por células, puede vivir de manera independiente. Hay dos tipos de células: las procariotas, que carecen de núcleo celular, y las eucariotas, que sí lo tienen. Las bacterias son un vasto grupo de microorganismos unicelulares procariotas. Todos los organismos pluricelulares complejos, incluidos hongos, plantas, animales y seres humanos, están compuestos por células eucariotas. Cualquier ser vivo que podamos ver, desde los altos árboles hasta nosotros mismos en el espejo, pasando por nuestra querida mascota, está compuesto por el mismo tipo de células complejas. Los microorganismos, por otra parte, pueden estarlo o no.

Aunque son extremadamente pequeños y casi invisibles al microscopio, los microorganismos basan su fuerza en la cantidad. En la actualidad la explosión de población humana es un problema, pero eso no es nada comparado con la población de microorganismos de la tierra. Hay de cien a mil millones de microbios en un solo gramo de tierra fértil y cien billones de ellos en los intestinos de un ser humano.

Por supuesto, no podemos ver esta gigantesca población porque son de tamaño infinitesimal. Una bacteria tiene entre 1/500 y 1/2 000 milímetros. Una levadura de la familia de los hongos mide alrededor de 1/5 000 milímetros.

La existencia de tan vasto número de microorganismos implica que tienen una excelente capacidad de adaptación a los cambios de su entorno. Respecto a la temperatura, por ejemplo, estos organismos están, a grandes rasgos, clasificados en tres grupos: criófilos, que se propagan a temperaturas por debajo de los 25 °C; mesófilos, que se propagan a temperaturas de 25 a 37 °C, y termófilos, que se propagan entre los 45 y los 80 °C.

Se han descubierto recientemente microorganismos que pueden propagarse a temperaturas que exceden los 90 °C. También hay organismos halófilos, que crecen donde la concentración salina es alta; organismos osmófilos, que lo hacen en altas concentraciones de glucosa; acidófilos, que prefieren entornos con un pH bajo, mientras que otros evolucionan en entornos alcalinos altos en pH; anaerobios, que pueden sobrevivir sin oxígeno, y aerobios, que se multiplican en medios con buena ventilación. Claramente, los organismos vivos pueden sobrevivir en una amplia gama de entornos.

Estamos conviviendo en nuestro planeta Tierra con esta ingente cantidad y variedad de microorganismos, todos multiplicándose y prosperando a nuestro alrededor y en nosotros mismos. No podremos saber la verdad sobre nuestro mundo si no nos informamos acerca de ellos. Desde nuestro punto de vista de seres humanos, compartir el planeta con microorganismos tiene su parte positiva y su parte negativa. Viendo ambas partes conseguiremos comprender un poco mejor cómo podemos desarrollarnos en un planeta vivo.

El impacto mortífero de los virus

Seguramente no te sorprenderá saber que los microorganismos patógenos han venido amenazando a los humanos a lo largo de su existencia. Los virus son el ejemplo típico.

Los virus no son ni orgánicos ni inorgánicos. Tampoco metabolizan, ni respiran por ellos mismos, y son parásitos en las células de otros organismos receptores en las que se propagan. En el proceso destruyen estas células y los nuevos virus van a invadir otras nuevas y a propagarse a su vez. Como resultado de tal propagación, el receptor desarrolla varias enfermedades como la gripe o el resfriado común. A veces el receptor muere, pero ni siquiera esta muerte impide al virus llegar a otro receptor sano y propagarse otra vez. Las enfermedades contagiosas provocadas por virus han devastado zonas de todo el mundo desde tiempos inmemoriales.

El virus que causa la gripe provoca graves síntomas, mientras que un resfriado no suele afectar más que a la nariz y a la garganta. El virus de la gripe tiene un corto periodo de incubación de una semana después de la infección inicial y luego aparecen síntomas como fiebre, fatiga y dolencias combinadas. La mayor parte de las veces la gripe no mata pero, sin embargo, puede ser una enfermedad extremadamente grave y causar complicaciones como bronquitis o neumonía y provocar encefalitis.

Es célebre el caso de la gripe española, que se expandió por el mundo de 1918 a 1920. En aquella época nadie sabía que estaba causada por un virus. Afectó a un asombroso porcentaje del 30 por ciento de la población mundial. En Estados Unidos murieron entre 500 000 y 670 000 personas. El número de víctimas mortales en todo el mundo se estima en 50 o 100 millones. Más recientemente, nos hemos visto afectados por otras enfermedades relacionadas con los virus. Además de la gripe, hemos visto el sida (síndrome de inmunodeficiencia adquirida), que destruye todas las funciones inmunológicas del cuerpo; el SARS (síndrome respiratorio agudo severo), que arrasó China, Hong Kong y Taiwán, y el norovirus, que afectó a diez millones de personas o más en 2006. Entre las epidemias de gripe, en 2004 se confirmó la infección de gripe aviar en Japón por primera vez en ochenta años y los avicultores tuvieron que deshacerse de una gran cantidad de aves afectadas. En 2009 y 2010, el virus H1N1 (gripe porcina) se propagó por todo el globo. La viruela y el sarampión son enfermedades virales contagiosas. Se considera que están casi erradicadas pero en su día fueron una amenaza para muchos.

La cuestión espinosa de la mayoría de las enfermedades relacionadas con los virus es que tenemos pocos conocimientos sobre datos vitales como ciclos, tiempos y formas de transmisión de las respectivas epidemias. Además, no hemos encontrado realmente medidas decisivas para luchar contra las enfermedades relacionadas con los virus y su transmisión. Se recomienda la vacuna preventiva contra la gripe, pero como el virus de la gripe es tan rápido en mutar, esa solución está lejos de ser definitiva.

Microorganismos e historia humana

Los microorganismos llamados patógenos no se limitan a los virus. Tuberculosis, cólera, peste, disentería, sífilis y tétanos son infecciones causadas por microorganismos.

Asimismo, la rickettsia y la clamidia son patógenos que provocan enfermedades infecciosas.

Estas enfermedades contagiosas han ejercido un profundo efecto en la historia de la humanidad. La peste conocida como la «muerte negra» arrasó Europa a mediados del siglo XIV. Ahora sabemos que las pulgas que llevaban el bacilo de la peste causaron esta propagación. Un tercio de los cien millones de europeos, unos treinta millones de personas, perdieron la vida a causa de esta peste.

Los síntomas de infección por un virus mortal varían. La peste bubónica causa fiebre alta e inflamación de las glándulas linfáticas; la peste septicémica causa púrpuras (lesiones hemorrágicas); la peste neumónica provoca neumonía, etcétera. Se supone que la epidemia se repite en un ciclo de varios siglos. A mediados de siglo XIX la peste bubónica causó la muerte de unos doce millones de personas en China y la India.

Podemos pensar que se trata de una enfermedad del pasado pero no se ha erradicado totalmente, como lo demuestra el fallecimiento de cincuenta personas en la India en 1994. De hecho, hay unos cuantos países de África y América del Sur que la OMS (Organización Mundial de la Salud) ha incluido en la lista de zonas contaminadas por la peste.

La fiebre tifoidea causada por el patógeno rickesttsia es conocida por haber originado varias epidemias en la historia. Napoleón, que había arrasado Europa, tuvo que batirse en retirada no sólo por el duro y frío invierno, sino también por la propagación de la fiebre tifoidea entre sus hombres.

La viruela y otras enfermedades infecciosas causaron epidemias que asolaron las Américas poco después del primer contacto con los europeos. Recientemente, los antropólogos han llegado a la conclusión de que 85 o 90 por ciento de la población nativa de América murió a causa de los microorganismos llevados por los europeos, el único y más importante factor de conquista de las civilizaciones indígenas. América habla hoy español, portugués, inglés y francés a causa de los microbios.

Hay incontables casos en los que las enfermedades contagiosas han cambiado la historia. El método de vacunación contra la viruela, desarrollado por un médico británico, Edward Jenner, se hizo popular en todo el mundo. A resultas de ello el número de personas afectadas disminuyó gradualmente y para la Segunda Guerra Mundial ya no había prácticamente nadie que padeciera esa enfermedad. El último caso de viruela se dio en Somalia en 1977. Por ello se dice que la viruela es el único caso de enfermedad contagiosa que los humanos han conseguido erradicar.

El sarampión, una enfermedad contagiosa causada por el virus homónimo, era antaño una enfermedad común de la infancia. Los bebés y los niños que sobrevivieron a la enfermedad desarrollaron inmunidad y no la contrajeron durante el resto de su vida. Algunos adultos que no pasaron el sarampión en la infancia terminaron muriendo a causa de las epidemias de sarampión que asolaron repetidamente el mundo.

¿Podrían los antibióticos erradicar los patógenos?

Las vacunas pueden ayudar a prevenir el sarampión, pero de momento no tiene cura. La tasa de mortalidad ha bajado drásticamente, aunque el número de adultos afectados por las enfermedades ha subido recientemente. En 2007 una epidemia de sarampión sacudió institutos y universidades por todo Japón y más de cien escuelas se vieron obligadas a cerrar.

¿Por qué tantos adultos contrajeron el sarampión como grupo? En su día se arguyó que estos adultos no habían sido vacunados contra el sarampión de pequeños. Una investigación más detallada reveló, sin embargo, que había víctimas entre los que sí habían sido vacunados en su infancia.

En las vacunaciones contra el sarampión se inyectan dosis de virus atenuados de manera que se crean anticuerpos, lo que dificulta el contagio. Este método proporciona una inmunidad casi total, aunque es inferior a la inmunidad (resistencia) desarrollada por una persona que contrae la enfermedad y la supera.

En Estados Unidos y en Europa la tendencia es vacunar contra el sarampión dos veces, es decir, cuando el niño tiene un año y antes de que entre en la escuela primaria. Estados Unidos introdujo este método de doble vacunación en 1970 y se produjo una disminución drástica del número de personas afectadas. Al doblar el número de vacunas el nivel de resistencia crece, lo cual hace más difícil contraer el sarampión.

A la vista de esos resultados no podemos sino reconocer que la vacuna es eficaz. Sin embargo, me parece que estamos pasando por alto una cuestión importante. Si viéramos nuestro mundo como una serie de sistemas interrelacionados, podríamos percatarnos de que un enfoque distinto sobre la enfermedad sería más sostenible y eficaz.

Para comprender este punto de vista habría que preguntarse: ¿cuál es la raíz de la fuerza vital que sostiene nuestro ser? Antes de responder a la pregunta, no obstante, veamos cómo ha luchado la medicina moderna contra las enfermedades infecciosas.

Inicialmente el esfuerzo que llevó a cabo la profesión médica fue «identificar la causa». A mediados del siglo XIX, Louis Pasteur en Francia y Robert Koch en Alemania crearon la tecnología de cultivo de microorganismos. Esto condujo al descubrimiento de una serie de bacilos como el de la tuberculosis, el del cólera, el del tifus, etcétera. Algunos estudiosos japoneses también trabajaban activamente en este campo y alrededor de esa época Shibasaburo Kitasato descubrió el bacilo del tétanos y el de la fiebre bubónica, y Yoshi Shiga descubrió el *bacillus dysenteriae* (bacilo de la disentería). Si estos patógenos se eliminaban del cuerpo, podían prevenirse enfermedades infecciosas. Los antibióticos se desarrollaron a partir de esa idea.

El primer antibiótico fue la penicilina. La desarrolló un bacteriólogo británico, Fleming, a partir de sustancias obtenidas del moho azul. En cierto modo, aquél fue un intento de contener los microbios patógenos por la acción de un microbio diferente (el moho azul). Con la producción en masa de penicilina, la tasa de mortalidad por infección descendió de forma radical, lo que causó una gran impresión y fomentó declaraciones como «el gran descubrimiento del siglo XX», «revolución médica» y demás. A este hecho le sucedieron diversas investigaciones sobre los antibióticos.

Muchos investigadores confiaban y esperaban que el desarrollo de los antibióticos llevaría a la total conquista de las enfermedades infecciosas de la humanidad. Ésta tardó un siglo en despertar de su sueño. Apareció una nueva bacteria resistente. Entonces se desarrolló un nuevo antibiótico que resistía a esta bacteria, al que siguió otra bacteria resistente y así sucesivamente. Este círculo vicioso se ha perpetuado hasta nuestros días.

En la actualidad, el mundo se enfrenta a una pregunta: ¿sigue siendo válido el concepto de vencer a los patógenos con antibióticos?, ¿no nos estaremos limitando a engendrar superbacterias contra las cuales no podremos encontrar ninguna defensa?

Un enfoque distinto para controlar enfermedades infecciosas

En los últimos cien años los investigadores han identificado muchos patógenos. Los que se han detectado, sin embargo, representan una mínima porción de los incontables microorganismos que hay en el mundo. Incluso cuando se desarrolla un antibiótico eficaz contra una enfermedad infecciosa, es sólo una gota en el océano de las actividades de los microorganismos. Los antibióticos, sin duda, representan un gran avance en la salud pero no son la respuesta absoluta a las enfermedades contagiosas. Para empezar, no hemos desarrollado una comprensión total de estos microbios; en realidad sería casi imposible llegar a una comprensión completa del alcance que tienen.

No deberíamos olvidar que, como seres humanos, formamos parte de la naturaleza y vivimos sometidos a sus reglas. Si no tenemos respeto hacia la naturaleza y humildad ante sus fuerzas, cualquier medicina que podamos crear no será más que una solución *ad hoc* que traerá consigo el contraataque de la naturaleza. La batalla sin fin entre las bacterias resistentes y los antibióticos es sólo un ejemplo de este hecho.

Otro ejemplo es el tratamiento para la tuberculosis. La tuberculosis ha ido en aumento en los últimos años. Esta enfermedad contagiosa y mortal está causada por el bacilo de Koch. Hasta 1950 era la primera causa de mortalidad en Japón. Cuando, después de la guerra, se hizo corriente el uso de antibióticos como la estreptomicina, el número de enfermos de tuberculosis descendió drásticamente. Durante cierto tiempo la tuberculosis se consideró una «enfermedad del pasado». Recientemente, sin embargo, la cantidad de personas afectadas de nuevo va en aumento, sobre todo entre los ancianos y los jóvenes.

Para luchar contra esta situación se recomienda la vacuna BCG (Bacilo de Calmette y Guérin) en Japón, pero no en Estados Unidos, donde existe actualmente un riesgo bajo de infección de tuberculosis. No obstante, esta vacuna no es cien por ciento eficaz. Cuando una persona contrae la tuberculosis, el bacilo de Koch permanece en su pulmón, y cuando la eficacia de la vacuna disminuye y la resistencia del paciente se debilita, se han dado casos en los que el bacilo de repente comienza a propagarse y causa así la aparición la enfermedad. Algunos atribuyen el reciente aumento de la tuberculosis a la pérdida de eficacia de las vacunas, pero me pregunto si es la única razón.

El bacilo de Koch se encuentra en la naturaleza. Quizás muchos de nosotros portamos esta bacteria sin ser conscientes de ello. El hecho de contraerla no significa necesariamente que se vaya a desarrollar la enfermedad. Estadísticamente, una de cada diez personas que contrae este vacilo muestra síntomas, incluso teniéndolos el efecto puede ser suave. Sin embargo, se producen más de 2 000 muertes por tuberculosis cada año.

¿Cuál es la diferencia entre las personas que contraen el bacilo de Koch? La diferencia está en la resistencia de cada uno (fuerza inmunológica).

Un sistema inmunológico fuerte reduce las posibilidades de contraer enfermedades. Esto no se limita a la tuberculosis, sino que es válido para todas las enfermedades contagiosas. Inevitablemente, en nuestra carrera por destruir los patógenos acabaremos perdiendo. La única manera de vencer a las enfermedades es reforzar el sistema inmunológico.

El creciente número de gente afectada por tuberculosis es un signo de que nuestra capacidad de resistencia puede ir en declive y hacernos más propensos a todas las enfermedades. ¿No existe otro enfoque sobre la salud que esté más en consonancia con las leyes naturales que aquel que solamente confía en retar a los microorganismos con antibióticos? La medicina preventiva debe formar parte de las respuestas a esta pregunta.

Si nos fijamos en la historia de la humanidad vemos que nuestros ancestros han tenido que enfrentarse a entornos difíciles. La vida era dura. Probablemente, los refugios eran inadecuados para el frío y el calor, había miseria absoluta, condiciones de vida insalubres y privaciones de todo tipo con multitud de efectos negativos. Incluso ahora hay muchos países donde la esperanza media de vida es sólo de 30 años. En el periodo Meiji, en Japón, hombres y mujeres apenas llegaban a vivir 40 años. Ahora en Japón se ha superado el doble de esa cantidad y se considera el país con el mayor nivel de longevidad del mundo, seguido de cerca por Estados Unidos.

¿Cuál es la razón? ¿Se puede atribuir al crecimiento económico debido a la modernización? El periodo Edo en Japón, de 1603 a 1864, fue pacífico y de prosperidad. No había pobreza ni hambre por todas partes. La vida cultural era floreciente y la agricultura estaba extendida. En cierta manera, fue una época económicamente más próspera que la actual y, sin embargo, la esperanza de vida era mucho más corta.

La razón es sencilla. El índice de mortalidad infantil debida a enfermedades como el sarampión o la viruela era abrumadoramente alto. Ésta es, sin duda, una situación terrible, pero vista desde otro ángulo significa que aquellos que sobrevivieron al contagio desarrollaron una inmunidad a muchas enfermedades. En cierto modo, aquellos individuos que llegaron a la edad adulta fueron los elegidos. Eran probablemente más resistentes, sanos y vigorosos de lo que nosotros lo somos hoy. Cuando las enfermedades mortales eliminan a los más débiles de entre nosotros, la naturaleza genera una población resistente a las enfermedades.

Cuando decimos que el periodo de vida medio era de unos 30 años no significa que todos murieran a esa edad. Se trata de una estadística obtenida de la media entre la mortalidad infantil y la edad de los que llegaban a adultos. Debió de haber un gran número que vivió hasta los 70 u 80 años con más energía que la mayoría de gente mayor de hoy. Si nos dejamos cegar por las estadísticas referidas a la esperanza de vida no comprenderemos la fortaleza física de la media de adultos supervivientes.

Hemos conseguido muchas comodidades debido a una rápida modernización. Gracias a infraestructuras como los sistemas de aguas residuales, la higiene pública mejoró mucho y eliminó las enfermedades contagiosas típicas de entornos insalubres. Las plagas que asolaron Europa en la Edad Media son atribuibles, en parte, al entorno. Los europeos no tenían retretes, simplemente tiraban la basura a los canales de aguas residuales que discurrían junto a sus casas y bebían de los ríos llenos de aguas sucias. El gran número de roedores en un ambiente de esas características llevaba bacilos de peste a diversas aéreas, con lo que se propagaban rápidamente las enfermedades mortales.

Además de la creación del saneamiento público, después de la Segunda Guerra Mundial se generalizaron los antibióticos y las vacunas y debido a ello bajó drásticamente el número de personas infectadas por enfermedades contagiosas. La longevidad que hemos alcanzado por esa vía significa que muchos de los que deberían haber muerto de bebés o en la infancia se salvaron a pesar de tener un sistema inmunológico débil que les habría hecho propensos a contraer aquellas enfermedades infecciosas mortales con las que hubieran estado en contacto. Los que, por su parte, hubieran sobrevivido a estas enfermedades y fortalecido su sistema inmunitario siguieron siendo vulnerables en la edad adulta sin tener nunca la oportunidad de toparse con determinados microbios y crear los necesarios anticuerpos.

A los «gringos» que viajan a los países del sur de la frontera se les advierte de que no beban el agua de allí porque está llena de bacterias que probablemente les provoquen serias indisposiciones, como la «venganza de Moctezuma». Los nativos de estos países, según parece, pueden beber esta agua y cocinar con ella con escasos efectos perjudiciales para su salud, por no decir ninguno. Eso es porque están acostumbrados. Han estado en contacto con las bacterias del agua a menudo desde la infancia y han desarrollado inmunidad a sus efectos.

Parece que nuestras condiciones sanitarias y la medicina moderna con la que una vez creímos poder dominar las enfermedades infecciosas nos han convertido en una población más débil y vulnerable a las enfermedades. Nuestra vulnerabilidad es una consecuencia no prevista del avance de la medicina y de nuestro deseo de librarnos del sufrimiento y de la muerte por enfermedad.

Por supuesto, no hay por qué abandonar las ventajas aportadas por la civilización y la modernización. Ninguno quiere volver a la época en la que era corriente perder hijos a causa de las enfermedades contagiosas.

Deberíamos estar agradecidos y disfrutar de la prosperidad ganada. Al mismo tiempo, tal vez deberíamos recuperar la antigua sabiduría que nos dice que lo más importante que podemos hacer por nosotros mismos es desarrollar un cuerpo sano y fuerte con un gran poder inmunológico. Nuestros ancestros tuvieron que luchar contra el hambre y la pobreza. Nuestro desafío es recuperar la fuerza natural del organismo humano.

La clave para lograrlo reside en nuestro estilo de vida y, por prosaico que parezca, en nuestros intestinos. Podemos vivir hasta una edad avanzada con una salud y una vitalidad increíbles... pero sólo si hacemos de tripas corazón.

El regalo de los microorganismos

A pesar de que la medicina moderna ha entablado una guerra contra los microbios que nos enferman y matan, hemos llegado a darnos cuenta de que, en gran medida, los microbios son nuestros amigos. En realidad, sin ellos no podríamos crecer ni digerir y metabolizar lo que comemos.

Existe una relación inquebrantable entre nuestros intestinos y los microorganismos. Al explicar las actividades de las bacterias en nuestro cuerpo se las suele dividir en «bacterias beneficiosas» y «bacterias perjudiciales». Para ser más precisos, sin embargo, la mayor parte de nuestra flora intestinal son bacterias intermedias, organismos oportunistas que no pertenecen a ninguna de estas dos categorías.

La proporción de bacterias en nuestros intestinos es aproximadamente la siguiente: 20 por ciento de bacterias beneficiosas, 30 por ciento de perjudiciales y 50 por ciento de intermedias. Las bacterias determinantes que contribuyen al control del sistema gastrointestinal son esas bacterias *intermedias*. Esto es así porque cuando la proporción de bacterias perjudiciales aumenta como resultado de comidas irregulares y otros malos hábitos de alimentación, las intermedias pasan a formar parte del grupo de bacterias perjudiciales y la mayoría de las bacterias intestinales actúa como bacterias perjudiciales, descomponiendo alimentos indigestos y generando gases tóxicos. En este medio desfavorable, el sistema gastrointestinal se deteriora y empiezan a aparecer diversas enfermedades.

Por otra parte, cuando la proporción de bacterias beneficiosas crece, las intermedias se sincronizan con las beneficiosas y el resultado es que los intestinos tienen incontables bacterias buenas que contribuirán a un medio intestinal estable. El ritmo intestinal se normaliza con el tiempo y la persona puede, con mucha mayor probabilidad, disfrutar de una vida sana, tanto mental como físicamente.

Podríamos considerar esas bacterias intermedias como los votantes indecisos en unas elecciones.

En realidad, mi división de bacterias intestinales en «beneficiosas» y «perjudiciales» obedece a razones de comodidad descriptiva. Recuerda que la mayoría de las bacterias que viven en los intestinos humanos están en la zona gris (las bacterias intermedias), y no son ni buenas ni malas. Forman parte del lado beneficioso o perjudicial como consecuencia de un ligero cambio desencadenado en el organismo. El auténtico votante indeciso, por lo tanto, eres tú.

¿Cómo podemos fomentar que haya bacterias beneficiosas en nuestros intestinos para tener una vida sana? La salud no es una cuestión de destruir todas las bacterias de nuestros intestinos, sino de vivir y comer de manera que no permitamos que las bacterias intermedias se conviertan en «malas».

Fermentación

Los microbios estropean los alimentos pero pueden también usarse como conservante y la gente aprendió a hacerlo desde los inicios de la humanidad usando las bacterias para la fermentación. La fermentación de alimentos y bebidas está documentada en la dieta de todas las culturas del mundo.

El lactobacilo es una bacteria beneficiosa típica de los intestinos humanos. Es también la bacteria necesaria para fermentar el yogur o el queso y para hacer la sopa japonesa *miso* (de pasta de soya), la salsa de soya, los encurtidos y el vinagre. Aunque todos estos alimentos se fermentan usando el mismo grupo de lactobacilos hay una gran diferencia, ya que el yogur y el queso son derivados de la leche de animales mientras que la pasta *miso* y la salsa de soya provienen de plantas. El bacilo del vinagre que se usa para producir chucrut genera ácido láctico, lo que impide el crecimiento de otros microorganismos. En la preparación del *miso* y de la salsa de soya se usan no sólo lactobacilos sino también varios microorganismos, como bacilos de *koji* (*Aspergillus oryzae*) y de levadura. Entre el grupo de la soya, el *natto*, hecho con bacilos de *natto*, es un alimento fermentado muy popular en Japón aunque no sea del gusto de todos. Estos y otros procesos de fermentación añaden nutrientes, mejoran el sabor de los alimentos y los hacen más fáciles de digerir.

Este tipo de alimentos son buenos para la salud, más allá del uso de la fermentación para conservarlos. Veamos el proceso de fermentación para comprenderlo.

Los microorganismos descomponen la glucosa, las proteínas y los carbohidratos de los alimentos durante el proceso de fermentación y crean componentes beneficiosos para el cuerpo humano.

Los alimentos fermentados son especialmente beneficiosos para los intestinos (la parte del cuerpo en la que estoy especializado), ya que ayudan a las bacterias buenas a expandirse por ellos. Por ejemplo, cuando el lactobacilo, que es una típica bacteria beneficiosa, llega al intestino, el pH de los intestinos se vuelve ácido, lo cual inhibe la propagación de bacterias que no pueden sobrevivir en el entorno ácido. Muchas de estas bacterias son peligrosas: producen sustancias húmicas como el amoniaco y el ácido sulfhídrico, y por eso se hace referencia a ellas como bacterias dañinas. El aumento de la actividad de las bacterias beneficiosas hace que las perjudiciales pierdan poder y el medio intestinal mejora.

Las actividades de los microorganismos también son una parte vital de las relaciones entre los intestinos y nuestra función inmunológica. Hay diversas células inmunológicas (como los macrófagos, los linfocitos y los neutrófilos) que operan en el tracto intestinal. Protegen el cuerpo de los patógenos que hemos ingerido. Las bacterias benéficas, como los lactobacilos, activan estas células del sistema inmunológico. Por eso nuestra inmunidad a las enfermedades se ve en peligro cuando los intestinos están en malas condiciones.

Dos tercios de las células inmunológicas de nuestro cuerpo están concentradas en los intestinos, que son la parte más importante del tracto digestivo. Cuando el medio intestinal se encuentra alterado y está en malas condiciones, el problema va más allá de la salud de los intestinos. Si no se hace nada para mejorar la salud intestinal, se reducirán el poder inmunológico y la energía vital de la persona y se hará propensa a enfermedades relacionadas con el modo de vida, enfermedades infecciosas, problemas relacionados con las alergias y otros de diversa índole.

La gente cuya dieta consiste en carne, productos lácteos y la típica comida basura, sin ningún alimento fermentado, requiere especial atención. A lo largo de los años de mi experiencia clínica, aquellas personas que no prestan atención a la salud de sus intestinos y siguen dietas poco sanas tienen más probabilidades de perder energía y resistencia, y muestran cada vez más signos de enfermedad conforme se hacen mayores. Los beneficios del consumo diario de alimentos fermentados van más allá. Los alimentos fermentados son indispensables para reponer enzimas, que son la clave de la salud humana. Mi libro *La enzima prodigiosa* explica por qué las enzimas son tan importantes y por ello introduce un programa de ampliación de enzimas que yo llamo el *Bioenzima Shinya*, que incluye dieta, nutrición y otras sugerencias relacionadas con el modo de vida. Explico el *Bioenzima Shinya* con más detalle en la segunda parte de este libro, pero te ayudará a comprender el proceso biológico que hace que el *Bioenzima* sea tan potente para tu salud.

En resumen, las enzimas son sustancias proteínicas que están implicadas en todas las fases de tus actividades vitales. De todos es sabido que son importantes en la digestión de alimentos, pero también participan en la respiración, en el metabolismo, en la eliminación y en la desintoxicación. Las enzimas actúan como catalizadores de las reacciones químicas necesarias para la vida de los organismos. Su importancia quizás no ha sido totalmente reconocida en la medicina moderna y en la ciencia nutricional. Es verdad, no obstante, que no importa cuántos nutrientes obtenemos de los alimentos, ya que no seríamos capaces de mantener nuestra energía si no tuviéramos suficientes enzimas en nuestro cuerpo, por eso llamo a las enzimas fuente de energía vital.

Sabemos que hay entre 3 000 y 5 000 variedades conocidas de enzimas en el cuerpo humano. Ahora he aquí el quid del «factor microbio» para nuestra salud: *la mayoría de estas enzimas las producen las bacterias intestinales*. Cuando el medio intestinal está alterado por la proliferación de las llamadas bacterias perjudiciales, *la proliferación de estas enzimas vitales se ve afectada*.

Los alimentos fermentados contienen una gran cantidad de enzimas, por lo tanto, incrementarás las enzimas de tu cuerpo si los consumes. Las enzimas que se encuentran en los alimentos fermentados son digeridas y absorbidas por el cuerpo y se descomponen en péptidos y aminoácidos. Mi teoría es que éstos se recombinan para formar la «milagrosa» fuente de enzimas, que es la sustancia base para otras enzimas de nuestro cuerpo.

Todo el trabajo hecho en nuestros intestinos por las bacterias, enzimas y células inmunológicas para mantener y potenciar nuestra salud está muy estrechamente vinculado. De ahí que la clave de la vitalidad y de una salud integral sea mejorar el sistema gastrointestinal. Una vez conocido esto creo que el papel de los alimentos fermentados es mayor de lo que generalmente se reconoce. Fomentan la salud general al añadir bacterias beneficiosas para los intestinos, alimentar el sistema inmunológico y reducir las probabilidades de tener que recurrir a la medida extraordinaria de eliminar las bacterias malas con antibióticos para salvar la vida de una persona.

En nuestro sistema de producción y distribución de alimentos del siglo XXI sin embargo, se han perdido gran parte de los beneficios que aporta la fermentación. Muchos de los alimentos fermentados que se encuentran en los supermercados se han fermentado durante un tiempo muy breve porque se han producido en masa y, para compensar, se les han añadido diversos aditivos, como aceleradores de la fermentación, conservadores y colorantes artificiales y agentes químicos. También es probable que se hayan utilizado pesticidas y fertilizantes químicos en las cosechas. De esos alimentos no podemos esperar beneficios para la salud, y consumirlos a diario puede tener efectos negativos para nuestro cuerpo.

En realidad, atribuir a los organismos microscópicos un valor de «buenos» y «malos» nos está engañando. Las bacterias no son buenas ni malas, simplemente forman parte del mundo natural. Incluso aquellas que llamamos «perjudiciales» desempeñan un papel beneficioso en ciertas circunstancias. Si damos espacio para que puedan existir las dos, las buenas y las malas, seremos capaces de ver cómo la función de nuestros intestinos se comporta de la manera en que lo hace el mundo natural.

A diferencia de las bacterias, los virus no se clasifican en beneficiosos o perjudiciales. Podríamos considerar que todos son perjudiciales en tanto que amenazan la existencia de los seres humanos. Sin embargo, si nos limitamos a considerarlos «malos», no veremos otra solución que la de destruir todos los virus, como si la naturaleza misma fuera nuestra enemiga. No podemos encontrar nuestro camino hacia la salud destruyendo formas enteras de vida.

Para superar las enfermedades hemos desarrollado muchas medicinas, como los antibióticos. No obstante, no podemos decir que esto haya mejorado el nivel de nuestra salud global. Las medicinas sintetizadas químicamente son sustancias ajenas a nuestro cuerpo y, por tanto, serán de alguna manera tóxicas. Suponemos que hay que tomar medicinas cuando estamos enfermos y decimos que estamos «curados» cuando los síntomas han desaparecido. Al enfocar nuestro sistema de salud de esa manera no estamos teniendo en cuenta los efectos negativos que pueden tener estas medicinas. Los antibióticos, por ejemplo, destruyen no sólo los patógenos en cuestión, sino también las bacterias beneficiosas. El equilibrio de las bacterias intestinales se ve perturbado y la producción de enzimas para nuestro sistema inmunitario disminuye cuando se encuentra en riesgo la actividad de esas bacterias beneficiosas. El resultado: nuestra salud empeora.

Para romper el círculo vicioso de esta total dependencia de los antibióticos para salvarnos de la infección deberemos pensar más en fortalecer nuestro cuerpo. Un conocido y eficaz camino hacia la salud física es consumir alimentos fermentados de buena calidad, que se conocen desde hace muchas generaciones, para desarrollar un buen medio intestinal que eleve nuestra inmunidad.

La relación entre una tierra sana y unos intestinos sanos

Algo parecido ocurre si nos fijamos en nuestros métodos agrícolas. Nuestra enorme dependencia de la «medicación» también se da en la agricultura. Tras la Segunda Guerra Mundial, los agricultores de Estados Unidos y otros países desarrollados empezaron a poner una gran cantidad de abonos químicos y de pesticidas en la tierra para mejorar las cosechas y la eficacia de nuestro trabajo agrícola. Los pesticidas, generalmente, son agentes químicos como insecticidas, fungicidas y herbicidas usados para matar a los insectos que se comen las hojas y los frutos de los productos, para eliminar las bacterias que causan las enfermedades de las plantas o para erradicar las malas hierbas.

Hoy existen alrededor de 5 000 pesticidas registrados. Recientemente se ha prohibido el uso de pesticidas de alta toxicidad. Algunas personas creen que no hay apenas efectos en el cuerpo humano mientras los pesticidas se usen con moderación, pero, por supuesto, los pesticidas son productos químicos producidos de manera sintética y son sustancias ajenas al cuerpo humano. La naturaleza significa equilibrio. No se puede destruir nada en la naturaleza sin dañar otras cosas. Calificar de «plaga» algo que existe en la naturaleza y aplicar pesticidas para eliminarlo conducirá a la ruptura del equilibrio del sistema ecológico, como los antibióticos rompen el equilibrio de nuestra flora intestinal.

Los fertilizantes son sustancias necesarias para las plantas y se producen químicamente en ellas. El nitrógeno, que nutre las hojas; los fosfatos, que nutren las frutas; y el potasio, que alimenta las raíces, se llaman fertilizantes NPK (los tres elementos de los fertilizantes). Los componentes de estos fertilizantes químicos son absorbidos inmediatamente, lo que augura buenos resultados para las cosechas en poco tiempo y por eso su uso se extendió rápidamente en Estados Unidos después de la Segunda Guerra Mundial.

El problema es que una total dependencia de los fertilizantes químicos llevará a la alteración del equilibrio de los minerales del suelo debido al predominio de estos tres elementos (nitrógeno, fosfato, potasio). En la naturaleza hay más de cien minerales. Se podría argumentar que la escasez de minerales puede suplementarse, pero sería más difícil determinar cuál es la necesidad de cada mineral y su proporción para hacer el suelo más sano. Además, está el problema de que esos fertilizantes químicos son inorgánicos y por tanto no nutren a los microorganismos de la tierra. La dependencia de los abonos químicos conduce al deterioro de la calidad de los suelos, lo que dificulta el crecimiento de los productos, cuya calidad también se resiente en esa tierra agotada. A imagen del suelo en el que crece, el alimento carecerá de los oligoelementos que sí se encuentran en un suelo sano.

Sabemos que nuestra alimentación diaria desempeña un papel importante para mejorar nuestro medio intestinal. La calidad de los productos que comemos viene determinada por la calidad del suelo en el que crecen. Allí coexisten innumerables microorganismos. Estos microorganismos del suelo son la clave de la fuerza vital de las plantas.

Es muy probable que el uso extensivo de pesticidas y abonos químicos esté poniendo en peligro la salud de nuestro ecosistema entero, incluidos nuestros intestinos.

La naturaleza no necesita la ayuda humana para mantener fertilizado el suelo con el grado adecuado de minerales y microbios para nutrir a los animales y plantas que viven de la tierra.

En otoño caen las hojas y cubren la tierra. Durante el invierno se descomponen gracias al trabajo de microorganismos y de lombrices que hacen que el suelo sea mucho más adecuado para que los productos crezcan. El suelo se enriquece y se oxigena, se le añaden gránulos de tierra que permiten el paso del agua y el aire. Adquiere una textura blanda y acolchada. Con sus abundantes oligoelementos como hierro, cobre, zinc, manganeso, etcétera, la tierra es el entorno ideal para que proliferen los microorganismos.

Los NPK no pueden sustentar por sí solos los cultivos agregados y los alimentos producidos en ese tipo de suelo contendrán pocos minerales. Según un informe de las Naciones Unidas procedente de la Conferencia para el Medio Ambiente y Desarrollo de 1992 (Cumbre de la Tierra), el contenido en minerales de las tierras agrícolas de diversas zonas del mundo se ha reducido en un 55-85 por ciento en los últimos cien años.

Ya no podemos decir eso de «coma frutas y verduras para obtener las vitaminas y minerales que su cuerpo necesita.» Las frutas y verduras están disponibles en abundancia en nuestro país, pero a menudo carecen de algunos de los nutrientes vitales que los alimentos contenían en el pasado. Los abonos orgánicos que usaban nuestros antepasados, como estiércol de animales, desechos de pescado, residuos del prensado del aceite, cenizas vegetales, etcétera, eran una rica fuente de minerales y cuando se mezclaban con la tierra creaban un medio favorable para los microorganismos. Todos estos abonos orgánicos son material de desecho procedente de la digestión de un organismo vivo y cuando vuelven a la tierra nutren a los microorganismos y contribuyen al crecimiento de los alimentos que nosotros ingerimos. Formamos parte del ciclo de la naturaleza y al comer alimentos abonados orgánicamente contribuimos a la armonía con la Madre Tierra más que a la guerra con ella.

La tierra en la que crecen las plantas funciona de la misma manera que nuestros intestinos. Más aún, podría decirse que nuestros intestinos son nuestra tierra. En ambos casos, los microorganismos llamados bacterias intestinales o bacterias de tierra desempeñan un papel importante para mantener sano el organismo que habitan. El uso excesivo de abonos químicos y pesticidas puede incrementar temporalmente las cosechas y así contribuir a la eficacia del proceso, pero al final el suelo quedará agotado y se convertirá en un medio no favorable para la agricultura. Lo mismo ocurre con los medicamentos. Si tomas medicamentos para curar enfermedades, puedes eliminar temporalmente dolores y malestar pero los medicamentos también destruirán los microorganismos beneficiosos y causarán un efecto negativo en tu «tierra», es decir, en tus intestinos.

Hemos destruido nuestra tierra y los innumerables microorganismos que la habitan a causa de nuestra acotada comprensión y nuestra búsqueda de beneficios inmediatos. La contaminación medioambiental no es otra cosa que la contaminación de microorganismos. Todos los seres en el mundo están conectados. Mientras despreciemos la cadena de la vida, será difícil evitar el deterioro de los suelos, que es la base de nuestras cosechas, y nuestro propio suelo, nuestros intestinos. La fuerza vital de frutas y verduras y la fuerza vital de los humanos que consumen estos alimentos se verá inevitablemente deteriorada. Como resultado de ello, la vitalidad del ecosistema se deteriorará.

Entonces, ¿cómo podemos romper este círculo vicioso?

No soy una autoridad en materia de agricultura, pero si el entorno del suelo afecta directamente al entorno de nuestros intestinos, diría que la clave de nuestra salud reside en los microorganismos. Como hemos visto, hay incontables variedades de microorganismos en el mundo. Aquellos en los que nos deberíamos centrar son capaces de mejorar la salud del suelo. Por ejemplo, hay microorganismos que actúan sobre sustancias químicas o restos de pesticidas, ayudando a descom-

ponerlos y hacerlos inofensivos. Hay microorganismos que provocan la descomposición del mantillo
y otros que frenan la acción de los patógenos. Estos
microorganismos que contribuyen a la coexistencia de
los seres humanos y de la naturaleza se llaman colectivamente «microorganismos eficaces».

La búsqueda de vías para combinar microorganismos
eficaces que mejoraran el suelo se empezó a llevar a cabo
en el siglo pasado. En una época en la que la modernización se ha extendido globalmente, ese movimiento ha
continuado existiendo aunque se aleja bastante de las
investigaciones orientadas a los abonos químicos y a los
pesticidas que hacían hincapié en la eficacia. La micro-
biología agraria estudia los microorganismos del suelo
y la mejora de la estructura de la tierra.

Se ha demostrado que los microorganismos son eficaces para purificar el agua de los ríos y para desodo-
rizar y convertir en abono la basura doméstica. Pueden
incluso emplearse para la descomposición de dioxinas
y otras toxinas, así como para controlar la población
de ácaros y de cucarachas, transmisores de enfermedades y causantes de alergias. Después del vertido de
petróleo del *Exxon Valdez* en Alaska en 1989, los químicos empezaron a desarrollar agentes biológicos de
saneamiento para usarlos como respuesta en la segunda oleada de vertido del crudo. Estos agentes creados

por la ingeniería biológica potencian la eficacia de las bacterias que proliferan de manera natural y que consumen hidrocarburos como petróleo y expulsan dióxido de carbono y agua.

Tenemos todavía mucho que aprender sobre la mejor manera de trabajar con microorganismos eficaces. Al aportar cambios a la agricultura convencional, que desde mitad del siglo XX se ha basado en grado sumo en pesticidas y abonos químicos, ahora sabemos que los microorganismos eficaces son indispensables para restaurar la salud de nuestro suelo.

La agricultura proporciona la base del sustento de todos los humanos. Somos lo que comemos, y los nutrientes de nuestro «pan de cada día» son la clave de nuestra salud. La agricultura es el pilar sobre el que descansa la pirámide de alimentos. Si vamos a hablar de nutrición, debemos empezar con un debate sobre la agricultura.

Ya he comentado que el contenido en minerales de las tierras de labranza de varias partes del mundo ha descendido entre un 55 y un 85 por ciento. Se puede aplicar lo mismo a los contenidos minerales de las verduras si comparamos las de hace sesenta años con las verduras actuales.

La razón que me hace pensar que hay un problema con la ciencia nutricional en Estados Unidos es que no se aborda la calidad de las verduras y que la orientación nutricional está basada en la premisa de que todas las espinacas, por ejemplo, son iguales a nivel nutricional.

En Japón, sin embargo, el Ministerio de Educación, Cultura, Deportes, Ciencia y Tecnología ha estudiado muestras de nutrientes en diversas cosechas actuales para compararlas con las de años pasados y ha publicado los resultados en las Standard Tables of Food Composition (Tablas de composición de alimentos). Si comparamos el hierro contenido en las espinacas, encontraremos que era de 13 mg por cada 100 gr de espinacas en 1950 y que descendió a 2 mg en el 2000. La vitamina C en las zanahorias muestra una bajada de 10 a 4 mg, y la col refleja un descenso de 80 a 41 mg. Esta pérdida de minerales se puede encontrar en muchas frutas y verduras.

En Estados Unidos parece asumido que se pueden obtener los mismos nutrientes sin que importe la manera de cultivar el alimento y los agricultores se enfrentan a la dificultad de conseguir que se evalúen sus productos según un criterio de calidad. En tales circunstancias es imposible proporcionar una orientación nutricional significativa y restaurar la agricultura en Estados Unidos. Mientras sigamos estancados en la ciencia nutricional actual, me temo que los alimentos nacionales seguirán dando un efecto engañoso. Personalmente creo que la actual epidemia de obesidad en

Estados Unidos está parcialmente causada por los alimentos «engañosos», que dejan al cuerpo falto de sustancias que proporcionan salud y que han dejado de estar presentes en nuestra dieta diaria.

Como médico sé que entre la mayoría de los doctores existe poca atención o conciencia sobre el efecto de la dieta en la salud de los pacientes. Los médicos estaban acostumbrados a recetar medicinas y a confiar en pruebas caras para diagnosticar las enfermedades. Cabe esperar que nuestra conciencia de la relación entre nuestros cuerpos, la cadena de alimentación y el suelo llevarán a un cambio en el enfoque de la medicina moderna (lejos de la «guerra» que utiliza medicamentos y productos químicos) hacia el equilibrio y la armonía con el mundo en el que vivimos.

La nutrición y los alimentos orgánicos

En Estados Unidos sin duda hay una tendencia creciente hacia el uso de métodos de agricultura respetuosos con el medio ambiente. En la agricultura orgánica, o agricultura natural, no se emplean pesticidas ni abonos químicos.

Para poder llamar «orgánico» a un producto debe haberse cultivado en un suelo donde no se han empleado pesticidas ni abonos químicos durante tres años o más antes de sembrar; el agricultor debe abstenerse de usar pesticidas prohibidos o fertilizantes químicos durante el periodo de cultivo y tampoco puede usar semillas que hayan sido modificadas genéticamente. Además, los alimentos con el sello de orgánicos no se han procesado usando aditivos sintéticos o químicos, y los ingredientes más importantes de los alimentos procesados, excluyendo el agua y la sal, deben contener un 95 por ciento o más de alimentos cultivados orgánicamente y exentos de manipulación genética. Respecto a los productos animales, éstos tienen que haber sido alimentados principalmente con comida orgánica, no haber tomado antibióticos y no haber sido sometidos a manipulación genética.

Es importante, sin embargo, no optar por la solución fácil y pensar que estaremos «seguros» mientras consumamos productos que hayan obtenido el sello orgánico. Como vengo subrayando repetidamente, el problema es cómo mejorar el suelo y de ese modo nuestro entorno intestinal. Te sugiero que desarrolles la costumbre de consultar constantemente con tu cuerpo. ¿Cómo evoluciona tu estado físico al cambiar lo que comes por productos que son respetuosos con el medio ambiente? ¿Te sientes más ligero que antes? ¿Tu salud ha mejorado o, por el contrario, experimentas un malestar crónico?

Cuando los intestinos o el suelo están revigorizados nos encontramos llenos de vitalidad. No es fácil para nosotros, que vivimos en una sociedad moderna y tecnológicamente avanzada, experimentar de forma plena el estado de energía del que estamos dotados los humanos. Lamentablemente el estilo de vida de mucha gente continúa alejándolos de su plena fuerza vital. Debemos comprender que la comida que comemos es «vida» en sí misma. Ingerimos «vida» de frutas y verduras y la transformamos en nuestra energía vital. El uso excesivo de pesticidas y abonos químicos reduce la energía vital disponible en las frutas y verduras que comemos.

El valor de las enzimas resulta claro cuando empezamos a entender la energía vital. La razón por la cual las ciencias de la nutrición en Estados Unidos y en Japón no contribuyen en medida suficiente a nuestra salud es porque se ignora el concepto de «enzima que repone energía vital».

La energía vital es el pilar de nuestra salud. En cierta manera, hemos cambiado nuestra fuerza vital por un modo de vida eficaz y práctico.

Lo que sigue es una historia que se cuenta a menudo en Japón. Un médico alemán, el doctor Von Berzt, que contribuyó en gran medida a la implantación de la medicina moderna en Japón, anotó un interesante episodio en su diario. Cuando viajaba a Nikko, que se encuentra a unos 104 kilómetros de Tokio, llegó a su destino después de catorce horas, tras cambiar seis veces de caballos. Su compañero de viaje, que usó un *rickshaw* (bicitaxi), llegó treinta minutos más tarde sin cambiar de conductor. El doctor Von Berzt estaba sorprendido y comprobó lo que había comido el conductor del *rickshaw*. Su comida consistía en bolas de arroz integral con pepinillos, rábanos encurtidos en pasta de soya, rábanos amarillos encurtidos, etcétera. También se enteró de que los conductores de *rickshaw* solían alimentarse con una frugal dieta que consistía principalmente en arroz, cebada, mijo, raíces de lirios y apenas ningún alimento de origen animal.

El doctor Von Bertz, que estaba estudiando lo último en ciencia nutricional, pensó que seguramente el conductor habría tenido más fuerza si hubiera comido carne. Por eso contrató a dos conductores de *rickshaw* de unos 20 años. A uno le proporcionó una dieta tradicional que consistía en arroz integral y al otro le dio carne de buey. Entonces llevó a cabo un experimento en el cual los dos hombres tuvieron que conducir los *rickshaws* con un peso de ochenta kilos. El que había ingerido una dieta a base de bolas de arroz continuó conduciendo durante tres semanas, mientras que el que había tomado una dieta a base de carne estaba demasiado exhausto y tuvo que abandonar al cabo de tres días.

En los libros de historia se encuentran incontables ejemplos del poder de las dietas frugales en Japón. La noción de que la «carne aumenta la resistencia de la gente» no se basa en premisas sólidas.

Te insto a que seas consciente de los ciclos de la naturaleza y a que conozcas la relación entre nuestros intestinos y el suelo que nutre nuestras cosechas y entre éstas y la actividad de los microorganismos implicados en su crecimiento. Si haces ese esfuerzo serás capaz de ver por ti mismo cómo debería ser el nuevo modelo médico. Tendría que basarse en la nutrición y ésta, a su vez, en un riguroso conocimiento de las enzimas y los microbios. Tu modelo personal de cuidado de la salud no debería sustentarse en la guerra química y farmacéutica contra los microbios, sino en el conocimiento de una dieta apropiada y de un uso adecuado de los suplementos nutricionales. Más adelante esbozaré mis sugerencias sobre cómo puedes mejorar tu salud haciendo las paces con la naturaleza, pero primero te será útil saber algo más sobre el funcionamiento de la naturaleza, empezando a un nivel celular.

3

Tu sistema inmunológico innato

Si los seres humanos como especie están destinados a perder la guerra contra los microbios, si nuestro camino hacia la salud y la vitalidad debe pasar por hacer las paces con la naturaleza y reforzar nuestro sistema inmunológico innato, necesitaremos saber todo lo que podamos sobre el funcionamiento de estos sistemas naturales.

Afortunadamente, la medicina ha ido aprendiendo muchas cosas sobre la inmunidad durante los últimos años y uno de nuestros descubrimientos es que tenemos al menos dos líneas de defensa inmunológica: la inmunidad adquirida, que es la que más conocemos, y un sistema inmunológico innato más básico que opera continuamente para mantenernos libres de enfermedades a pesar de que estamos expuestos a los gérmenes cada día.

¿Cómo funciona este sistema de defensa natural? Tomemos el ejemplo de un resfriado. Un resfriado está causado por virus, que son elementos ajenos a nuestro cuerpo. Los síntomas que experimentamos, mucosidad o estornudos, son el resultado del intento por parte de nuestro cuerpo de rechazar este virus patógeno, pero algunos patógenos lograrán sobrevivir y serán una amenaza para nuestro cuerpo. En ese momento hacen su aparición los glóbulos blancos. Hay muchas variedades de glóbulos blancos, pero los primeros en reaccionar ante los virus invasores son macrófagos o neutrófilos. Como en el famoso juego de video «Pac Man», estas células literalmente capturan y devoran a los patógenos. Sin embargo, hay ocasiones en las que estos esfuerzos para eliminar a los gérmenes del resfriado pueden fracasar. En esos casos aparecen los linfocitos para eliminarlos. Hay dos tipos de linfocitos y ambos trabajan en equipo. Primero, el linfocito T colaborador recibe información sobre la estructura de los patógenos. Dicha información es entonces reenviada por los macrófagos a los linfocitos B que, como respuesta, producen anticuerpos liberados como misiles para atacar a los patógenos y congelar sus movimientos. De este modo los «Pac Man», los macrófagos y los neutrófilos, los devoran. En el caso de un «simple resfriado», el proceso entero dura de una a dos semanas, durante las cuales sufrimos los síntomas de bajón de energía, inflamación de nariz y garganta y mucosidad. Este esfuerzo conjunto de linfocitos y otros organismos se denomina reacción compleja antígeno-anticuerpo. De ese modo estamos protegidos por varias líneas de mecanismos de defensa.

Las funciones de la reacción antígeno-anticuerpo no se limitan, sin embargo, a la eliminación de los patógenos invasores.

Después de digerir un patógeno, el macrófago presentará el antígeno (una molécula, por lo general una proteína que se encuentra en la superficie del patógeno, usada por el sistema inmunológico para la identificación) de ese patógeno al correspondiente linfocito T colaborador.

Una vez que el linfocito T ha reconocido su particular antígeno en la superficie de una célula anómala, se convierte en una célula efectora, en un mediador químico conocido como linfoquina, que estimula a los macrófagos para que sean más agresivos.

Al usar anticuerpos el cuerpo almacena la información sobre la estructura del patógeno invasor en cuestión, lo que facilita las funciones inmunológicas si el mismo patógeno invade el cuerpo en el futuro. La información de la primera vez que se contrajo la enfermedad queda almacenada para la siguiente generación de anticuerpos. Cada vez que el mismo patógeno nos invade se producen más anticuerpos, por lo tanto la inmunidad adquirida se va haciendo más fuerte.

Éste es un sistema excelente, pero no es perfecto en el sentido en que sólo reacciona a un patógeno exactamente igual. A los virus, que evolucionan muy rápidamente, les cuesta poco adaptarse para desbaratar este proceso. Por ello los inmunólogos tienen que crear diferentes vacunas de la gripe cada año y no puede existir una vacuna que prevenga la más omnipresente de las infecciones virales, la que llamamos «simple resfriado». Al sistema también le cuesta su tiempo surtir efecto. Tarda entre unos días y unas semanas hasta que se generan los anticuerpos, de modo que en una invasión de patógenos eficacia no rima con inmediatez.

Esta función inmunológica basada en la actividad de las células linfáticas, llamada inmunidad adquirida, es sin duda alguna una salvación, un desarrollo de «tecnología punta» de los millones de años de evolución de los vertebrados. En realidad, los científicos ahora creen que la inmunidad adquirida sólo se produjo después de la evolución de los animales vertebrados mandibulados. Esto no significa, sin embargo, que durante esos millones de años antes del desarrollo de los vertebrados los organismos vivos no tuvieran funciones inmunológica. Ya desde el primer estadio de la evolución, los organismos vivos tuvieron que luchar contra los invasores o desarrollar vías para coexistir con ellos. El sistema más básico y antiguo es la *inmunidad innata o inherente*, el sistema que ha existido desde las primeras fases de la evolución, aunque sólo ahora estamos descubriendo cómo funciona. Conforme más sabemos sobre la inmunidad inherente y su funcionamiento, más claro queda que el buen funcionamiento de esta fuerza inmunológica básica tiene mucho que ver con el nivel de nuestra salud.

El poder inmunológico de las células

Nos hemos centrado en la actividad de los macrófagos y de los neutrófilos. Estas células inmunológicas, que destruyen los patógenos devorándolos, pueden parecer primitivas cuando las comparamos con el elegante trabajo de los linfocitos, pero en realidad éstos no podrían hacer su trabajo sin los macrófagos. En la reacción del complejo antígeno-anticuerpo, a menos que los macrófagos presenten información sobre los patógenos a los linfocitos B, no se pueden producir anticuerpos.

En los primeros estadios de la evolución de la vida, no obstante, todas las células simples habrían tenido que disolver y desechar los elementos externos invasores que penetraban en ellas para poder sobrevivir. No había células inmunitarias del tipo «Pac Man», o macrófagos. Debió de existir una potencia inmunitaria incluso más básica, una fuerza inmunitaria dentro de la célula misma que tuvo que haber existido en todas las células desde la era en la que sólo existían organismos unicelulares. En realidad, se sabe que incluso los organismos unicelulares sencillos como las bacterias poseen sistemas de enzimas que los protegen contra las infecciones víricas. Otros mecanismos inmunitarios básicos evolucionaron convirtiéndose en las antiguas células eucariotas y se conservan en sus descendientes modernos como plantas e insectos. Puesto que todos los organismos vivos están compuestos de células, todas las células humanas deben potencialmente tener algo de inmunidad innata. Cada una de nuestras 60 billones de células tiene poderes inmunológicos innatos, a menos que se hayan perdido de alguna manera las propiedades que existían en las formas de vida original. No creo que ése sea el caso. Creo que el poder inmunológico que existió en las primitivas células, es decir, el poder inmunológico innato, es la auténtica fuente natural de nuestra fuerza diaria, nuestra salud y nuestra vitalidad. Esta fuerza es la que hace que algunas personas no se resfríen y que otras sí se enfermen. En resumen, este potencial inmune primigenio que se encuentra en la estructura elemental de toda célula viva es la fuente de la inmunidad superior que nos mantiene sanos a la mayoría durante casi todo el tiempo, incluso en medio de un verdadero «mar» de gérmenes.

¿Cómo funciona el poder inmunológico innato que hay en cada célula? Las respuestas a esta cuestión por parte de la investigación biomédica han ido surgiendo hace pocos años. El profesor Shizuo Akira y su equipo del Immunology Frontier Research Center de la Universidad de Osaka, en Japón, han descubierto unos sensores celulares únicos llamados receptores del tipo Toll (TLR). «Toll» significa en alemán «raro» pero también «fantástico» o «maravilloso», y lo que los TLR hacen es verdaderamente maravilloso. Estos receptores atrapan a los invasores exteriores y secretan sustancias antivirales y antibacterianas. Gracias al trabajo del sensor, otras células vecinas son informadas de este peligro y todas ellas emiten sustancias antivirales y antibacterianas dirigidas a los patógenos. El punto fuerte de su funcionamiento es la respuesta instantánea a la invasión enemiga, lo que da tiempo a los linfocitos para responder eficazmente mediante anticuerpos a los enemigos que quedan. Las células inmunitarias como los macrófagos y los linfocitos no empiezan a actuar hasta que se ha desplegado este mecanismo inicial de defensa.

Si la defensa instantánea es eficaz en la fase inicial, se evitarán las enfermedades contagiosas provocadas por la invasión de bacterias y virus. Además, los patógenos que penetran en las células tras escapar del ataque de las sustancias antibacterianas y antivirales se enfrentarán con la desintoxicación intracelular. Literalmente, son triturados a nivel molecular en un proceso llamado autofagia. Los patógenos son identificados dentro de la célula y las enzimas los cazan y los destruyen.

Sólo se hace necesario confiar en la respuesta secundaria de las células inmunológicas especializadas cuando la fuerza inmune innata no funciona con eficacia. Dado que la medicina conoce cada vez más acerca de este sistema de líneas de defensa, podemos prever que seremos capaces de reforzarlo y encontrar por fin unas defensas totalmente fiables contra la gripe, el resfriado común y otras enfermedades víricas y bacterianas que durante mucho tiempo han sido plagas para la humanidad.

El hecho de que los organismos unicelulares como las bacterias usen enzimas para protegerse contra la invasión de virus nos muestra que las enzimas son la clave para nuestra reacción inmunológica más básica de primera línea.

Las enzimas son catalizadores implicados en todas las reacciones químicas necesarias para sustentar la vida. Aunque nuestro cuerpo obtenga suficientes nutrientes, éstos no pueden digerirse, absorberse y convertirse en energía a menos que las enzimas funcionen correctamente. Las enzimas son importantes para la digestión de la comida que ingerimos, pero su importancia va más allá de eso. Están implicadas en *todas* las actividades vitales: la respiración, los latidos del corazón, la desintoxicación de las células, la percepción de toda la información externa a través de los cinco sentidos, el pensamiento, la respuesta emocional y muchas cosas más.

Hay enzimas específicas dedicadas a cada una de las funciones vitales. Hasta ahora se han identificado en el cuerpo humano entre 3 000 y 5 000 tipos de enzimas. La razón de que sean tan numerosas es que cada una tiene una misión particular y no puede ser sustituida por otra. Cada tipo de enzima es único. Por ejemplo, en la digestión, una enzima llamada amilasa que se encuentra en la saliva descompone los carbohidratos, las pepsinas degradan las proteínas en las secreciones intestinales y las lipasas descomponen las grasas en las secreciones pancreáticas. En la respuesta inmunológica innata, las hidrolasas ácidas digieren los patógenos en el interior de las células.

La ciencia occidental ha categorizado las enzimas en dos grupos principales: enzimas digestivas y enzimas metabólicas, pero estas restrictivas categorías no son necesariamente apropiadas para la investigación actual sobre las enzimas. Me gustaría apartarme de esta definición convencional y centrarme en el trabajo que hacen las enzimas dentro de las células para limpiarlas de patógenos y material de desecho que resta energía al cuerpo.

Las enzimas basureras

Dentro de las células, unos orgánulos llamados mitocondrias usan nutrientes de los alimentos y oxígeno para producir ATP (trifosfato de adenosina), que proporciona la energía necesaria para las diferentes actividades del cuerpo. Las enzimas que están dentro de las células contribuyen a este proceso. Mientras tanto, otras enzimas de las células se ocupan de la desintoxicación. Son como trabajadores de tratamiento de residuos dentro de las células, donde se distribuyen los nutrientes asimilados, que trabajan para deshacer los residuos y los cuerpos extraños. Este proceso se lleva a cabo continuamente en las células de todo el cuerpo, no sólo en el aparato digestivo. Estas enzimas «basureras» limpian la porquería para que las células puedan funcionar normalmente.

¿Por qué las enzimas «basureras» están tan estrechamente relacionadas con la vitalidad humana? Para ver claramente la conexión es útil tener una idea precisa de lo que significa estar lleno de vida. Si comprendemos esto, empezaremos a valorar más la importancia de las enzimas, que son la raíz de todas nuestras actividades vitales.

Las culturas asiáticas tienen un nombre para esta fuerza vital: los chinos lo llaman *chi* y los japoneses lo llaman *qi*. Los europeos tienen tendencia a pensar en la fuerza vital como un concepto filosófico, pero yo sé que tiene una base científica. Tener una fuerza vital o *qi* intensa significa que aproximadamente 60 billones de células de nuestro cuerpo están trabajando activamente. Si nuestras células, que son las unidades elementales de nuestro cuerpo, tienen vitalidad, entonces nosotros, que estamos hechos de esas células, tenemos también vitalidad. De igual modo, si nuestras células no están funcionando bien o si algo ha ejercido un efecto negativo sobre ellas, nos encontraremos en mal estado físico, bajos de energía y, antes o después, enfermos.

Veámoslo de la siguiente manera: cada célula de nuestro cuerpo es en sí misma un organismo vivo más que una «cosa». Los nutrientes de los alimentos que ingerimos y el oxígeno que respiramos son transportados por nuestra sangre a todas las células de nuestro cuerpo. En cada célula hay unos pequeños orgánulos especiales llamados mitocondrias que contienen material genético y muchas enzimas decisivas para el metabolismo de las células, incluyendo aquellas responsables de la conversión de los alimentos en energía, en forma de ATP. Cuando el ATP se produce de manera continua, nos llenamos de vitalidad y somos capaces de llevar una vida llena de energía.

Si una persona se siente aletargada, si le falta motivación o si se nota cansada aun después de haber descansado, significa que los nutrientes absorbidos por el cuerpo no se han transformado en energía suficiente para las células. La persona se siente enferma o con malestar. ¿Qué causa esa escasa conversión de los alimentos y el aire en energía? En una palabra: la basura. Se produce una acumulación de materiales de desecho en las células de nuestro cuerpo.

Para funcionar bien, las células tienen que limpiarse de materiales de desecho procedentes de la generación de energía y de cualquier elemento extraño de patógenos que puedan haberse infiltrado. Cuando dicho proceso se realiza de manera adecuada, la generación de energía se producirá de forma continuada y el cuerpo se llenará de vitalidad. Sin embargo, si la desintoxicación no funciona de esta manera, la producción de energía se verá dificultada y ello propiciará el deterioro de las actividades de las células. La desintoxicación intracelular, es decir, la limpieza llevada a cabo en cada una de las células, desempeña un papel importante a la hora de fortalecer las células para el rejuvenecimiento del cuerpo.

Explicaré algo más sobre las enzimas «basureras» implicadas en la desintoxicación intracelular.

Estas enzimas trabajan dentro de unas células en un orgánulo llamado lisosoma. En este orgánulo trabajan aproximadamente 60 variedades conocidas de enzimas (llamadas lisoenzimas) que intervienen en el proceso de desintoxicación.

El lisosoma es, en realidad, un microscópico «centro de reciclaje» que hay dentro de cada célula. Está rodeado por una membrana, tiene un interior ácido y contiene enzimas hidrolíticas que usan agua para deshacer las moléculas de los alimentos, especialmente las proteínas y otras moléculas complejas. El material asimilado atraviesa la membrana del lisosoma para usarlo en su interior o transportarlo fuera de esa célula. Lo que hace que este reciclaje sea importante es que, en nuestras células, se están creando constantemente las proteínas que componen nuestros tejidos y órganos y cuando esto ocurre se generan también muchas proteínas defectuosas. Algunas proteínas se ven dañadas por radicales de oxígeno, radicales libres o proteínas degradadas dentro de las células. En un proceso de autofagia, estas proteínas defectuosas son rodeadas por una especie de película para descomponerlas y deshacerse de ellas mientras las proteínas normales permanecen intactas. El lisosoma contribuye a ese trabajo creando las enzimas que descomponen las proteínas.

Las enzimas pueden descomponer mitocondrias y proteínas defectuosas. Las mitocondrias desempeñan un papel central en la generación de energía dentro de las células. Hay entre 500 y 2 500 mitocondrias en una célula en todo momento, y no dejan de dividirse. De toda esa enorme cantidad de mitocondrias que se dividen y crecen, siempre hay un cierto número de «inútiles», células ineficaces en su trabajo o cuya labor es anormal. Cuando sube el número de estas mitocondrias de bajo rendimiento, la capacidad de producción de energía de las células se deteriorará y finalmente se reducirá la actividad de las células mismas, es decir, nuestra vitalidad bajará. El papel de estas enzimas «basureras» es el de rodear dichas mitocondrias de bajo rendimiento o mitocondrias viejas y descomponerlas. Por su parte, los lisosomas generan enzimas para desintoxicar y deshacer las proteínas. También existe un sistema de limpieza que es como un «contenedor de basura intracelular» para descomponer las enzimas deterioradas.

La autofagia, el proceso de asimilar los nutrientes dentro de las células, además de descomponer las proteínas defectuosas o las mitocondrias «inútiles» proporciona energía a las células hambrientas. De hecho, esta tarea de suministrar energía es la función principal de la autofagia. Funciona como una estrategia de supervivencia cuando un ser vivo se encuentra hambriento porque el suministro necesario de nutrientes se ha cortado. En esa circunstancia, la autofagia es responsable de deshacer nutrientes como las proteínas que están almacenados en las células y convertirlos en aminoácidos, glucosa y ácidos grasos para obtener la energía que permita al cuerpo seguir funcionando hasta que se reanude el suministro de nutrientes.

La razón por la cual llamo a los lisosomas «centros de reciclaje» dentro de las células es que, además de descomponer los desperdicios, los lisosomas tienen la función de recomponerlos y reutilizarlos. Y, por supuesto, en este proceso intervienen enzimas especiales. Un ejemplo es cuando nace un niño. El recién nacido se encuentra en una especie de estado de inanición porque ha salido del líquido amniótico y se le ha cortado el cordón umbilical a través del cual le han llegado los nutrientes durante los meses precedentes. Como resultado, se pone en marcha la autofagia para recomponer las proteínas y para desintoxicar las células, con lo que el niño se mantiene vivo mientras se adapta a la estresante transición del útero al mundo exterior.

Como hemos visto antes, la autofagia tiene también la función de rodear bacterias o virus que han penetrado en las células, destruirlos y disolver sus restos. Al hacer esto se rescata la información sobre la materia descompuesta y se transmite para que la usen las funciones inmunitarias de las células, su sistema biológico innato de defensa.

Desintoxicación intracelular

Hay una enorme enzima que trabaja de manera distinta, independientemente del lisosoma y del proceso de autofagia. Esta fornida enzima basurera es la proteasa y es la «trituradora» de la célula. Como su nombre indica, detecta las proteínas defectuosas y se ocupa de descomponerlas o triturarlas. Se alude a esta función como «sistema ubiquitina-proteasoma» y los tres especialistas que lo descubrieron recibieron el Premio Nobel de Química en 2004. A diario se generan proteínas defectuosas dentro de las células y por eso es necesario contar con un sistema colectivo a gran escala, como la planta de reciclaje intracelular —la autofagia—, así como con las enzimas, que son muy versátiles a la hora de descomponer las proteínas defectuosas una por una como una trituradora intracelular. Para decirlo de una manera más sencilla: nuestras células están usando estas dos funciones de manera eficaz para desechar constantemente las sustancias extrañas o las proteínas defectuosas y mantener la salud de las células.

Por supuesto, si la desintoxicación intracelular no funciona bien, disminuye la capacidad de las mitocondrias de generar energía, lo que causa el deterioro de células y deriva en la aparición de varias enfermedades. Por ejemplo, en el mesencéfalo, que controla parte de las funciones motoras dentro del cerebro, está la sustancia negra, donde se segrega una hormona llamada dopamina. Su color negro se debe a que las mitocondrias, que son como centrales de energía, están concentradas allí, y se sabe que las proteínas que allí se producen presentan elevados índices de deficiencia. A menos que las trituradoras intracelulares funcionen de manera eficaz en esta pequeña zona abarrotada, las mitocondrias no actuarán correctamente, la secreción de dopamina se verá afectada y degenerará en la enfermedad de Parkinson.

La dopamina es conocida como la hormona del cerebro que controla el placer y la motivación, pero en esta zona oscura del mesencéfalo su función principal es regular las funciones motoras. La razón por la que los pacientes con Parkinson tienen temblor en las manos o en los dedos, rigidez en los músculos, falta de expresión facial, una especial alteración en la manera de andar, etcétera, se explica por la deficiencia en la secreción de dopamina en esa zona. Asimismo, la causa del Alzheimer es la apoptosis (la muerte programada de las células) en las células nerviosas debida a la acumulación de proteínas deficientes (proteínas amiloides). La esclerosis lateral amiotrófica, que causa incapacidad de los nervios motores para mover los músculos de manos, pies, garganta y lengua, es el resultado de proteínas defectuosas que se han acumulado en el cerebro. El trabajo de las enzimas «trituradoras» es la clave para prevenir y mejorar la evolución de estas enfermedades del cerebro y de los nervios, en las cuales mover manos y dedos, hablar libremente o masticar comida se va haciendo cada vez más difícil. Las enfermedades causadas por el fallo de las funciones de la desintoxicación intracelular (la autofagia y las «trituradoras» del sistema ubiquitina-proteasoma) no se reducen a los trastornos cerebrales o nerviosos. Cada día hay más pruebas de que el problema de la desintoxicación intracelular está relacionado con enfermedades del sistema inmunológico como el cáncer y las alergias. Uno de los mayores avances de los tratamientos médicos en los años venideros se centrará en la desintoxicación intracelular.

Mientras investigaba sobre diferentes funciones de la desintoxicación intracelular me di cuenta de un hecho interesante: se han encontrado funciones similares a la desintoxicación intracelular por medio de lisosomas en plantas y microorganismos. El lisosoma es un orgánulo que se encuentra en las células de animales, incluidos los seres humanos. ¿Cómo funciona en las plantas? Hay orgánulos en las células de las plantas que cumplen funciones parecidas a las del lisosoma: las vacuolas.

Como su nombre indica una vacuola es una bolsa llena de líquido, y más de 90 por ciento de la célula de una planta está hecha de vacuolas llenas de savia celular líquida. Por eso las frutas y verduras son jugosas. En las vacuolas de las células de las plantas se generan muchas enzimas «basureras» que hacen su trabajo de desintoxicación intracelular descomponiendo los desperdicios y las sustancias dañinas.

En los últimos años ha acaparado mucha atención por parte de los investigadores médicos una enzima de procesamiento vacuolar que ejecuta una función específica cuando un patógeno se infiltra en ella. Cuando los patógenos invaden una célula se genera esta enzima en un orgánulo llamado pequeño cistidio y se introduce en las células del citoplasma, destruyendo la membrana de éste y, por lo tanto, la célula infectada.

Este proceso, llamado apoptosis o muerte celular programada, suena amenazador, pero es en realidad la clave de la supervivencia de todos los organismos vivos. Una apoptosis insuficiente genera una proliferación incontrolada de las células (cáncer). Normalmente, entre 50 y 70 millardos de células mueren de media cada día debido a la apoptosis en los humanos adultos. Este proceso de apoptosis en el que las células infectadas producen las enzimas que las destruirán puede ser considerado como la desintoxicación intracelular fundamental.

En un fenómeno exclusivo de las plantas, un gran número de componentes antiácidos o fitoquímicos, como el polifenol, eliminan radicales de oxígeno, un radical libre generado a partir de materiales de desecho o de proteínas degeneradas. Este proceso de desintoxicación contribuye a la función de las enzimas dentro de la vacuola, lo que permite a las plantas mantener su vitalidad.

También hay toxinas que pertenecen a la categoría de los alcaloides en las vacuolas de algunas plantas. Alcaloides como la cocaína, la nicotina, la cafeína, etcétera, se crearon principalmente como armas para ahuyentar a los enemigos externos como patógenos e insectos. Las plantas, al estar arraigadas en la tierra y ser incapaces de moverse como los animales, necesitan mucha protección. Por eso están equipadas con «sabiduría de vida»: diversas estrategias para llevar a cabo de manera eficaz la desintoxicación intracelular.

A las actividades vitales de los microorganismos contribuyen también otras «basureras», enzimas que ayudan a eliminar las toxinas. Algunas bacterias, cuando se encuentran frente a un peligro como el hambre, crean copias de ellas mismas (esporas) que luego digieren la célula original usando una enzima secretada. De ese modo eligen vivir ofreciéndose ellas mismas a las esporas como nutrientes. Éste puede ser el modelo original de la desintoxicación intracelular. Los hongos, que son eucariotas y además más avanzados que bacterias como la levadura o la bacteria *koji*, tienen ya vacuolas en sus células. Naturalmente, de modo parecido a como ocurre en las plantas, la desintoxicación intracelular se lleva a cabo por la labor de las enzimas que hay dentro de estas vacuolas.

Neoenzimas

Tengo un nombre para todas esas «enzimas basureras» que hacen la labor de desintoxicación intracelular en animales, plantas y microorganismos. Me gusta llamarlas *neoenzimas* porque son enzimas que ayudan a renovar las células de los organismos vivos. Observando las actividades vitales y las actividades de las *neoenzimas* puedes ver el papel clave que las enzimas desempeñan en la defensa de la vida, de la salud y del rejuvenecimiento.

Para aclarar cuáles son las funciones de las *neoenzimas* las compararé con las enzimas digestivas y las metabólicas, que son más conocidas. Hay diferencias entre ellas. Recuerda que dijimos que las enzimas digestivas y las enzimas metabólicas son grupos de enzimas que trabajan en la digestión y absorción de lo que comemos y convierten los alimentos en energía en las mitocondrias de las células. Las *neoenzimas* son un grupo de enzimas que funciona cuando la vida se ve amenazada, a diferencia de las enzimas convencionales, que operan constantemente para sustentar y mantener la vida.

Nuestra vida misma estará en peligro a menos que estas enzimas estén funcionando correctamente en nuestras células. Desde esta perspectiva verás que el nivel de actividad de las *neoenzimas* en el cuerpo es literalmente el barómetro que muestra lo alto que está nuestro nivel de fuerza vital. Tu fuerza no es más que la fuerza de tus *neoenzimas*.

La inmunidad natural está relacionada con la apoptosis, en la cual las células que han sido atacadas por virus o bacterias se suicidan, llevándose consigo a los patógenos. Cuando su normal desintoxicación celular fracasa, para defender a las células contra la invasión enemiga se recurre al sistema de autoinmolación por apoptosis. En líneas generales, las células individuales se defienden mediante las complejas interacciones de tres sistemas: (1) desintoxicación intracelular, (2) inmunidad innata y (3) apoptosis para conservar la energía que las mantiene con vida. Las *neoenzimas*, como yo las llamo, están implicadas en las tres fases de defensa biológica y son las «enzimas del rejuvenecimiento» que fomentan la actividad celular.

Me gustaría dar más detalles sobre los mecanismos de la inmunidad innata y de la apoptosis, en los que intervienen las *neoenzimas*. Empezaré con la inmunidad innata. La importancia de las funciones inmunológicas está, por lo general, reconocida, pero probablemente hay todavía mucha gente que no ha oído hablar de la «inmunidad innata». La inmunidad natural se refiere a nuestro sistema de defensa biológico innato. En el pasado, la medicina se centró en las actividades de las células inmunológicas de la sangre o de la linfa. Sin embargo, ésa es una actividad inmunológicas que no apareció hasta la era de los vertebrados, después de un largo proceso en la evolución, y no es universal entre todos los seres vivos.

La función de estas células inmunológicas se denomina «inmunidad adquirida» en contraste con la inmunidad innata. La inmunidad adquirida reconoce los patógenos infiltrados en el cuerpo como «antígenos» y crea «anticuerpos» para defender la vida. Es un mecanismo de inmunización que *se adquiere* en el momento en el que los patógenos se infiltran en el cuerpo.

Sin embargo, la inmunidad natural o innata ha estado trabajando siempre en las células desde que apareció la vida en la tierra. A medida que aprendemos más sobre el funcionamiento de la inmunidad innata, nuestra manera de enfocar el cuidado de la salud va cambiando. Los médicos y otros especialistas cada vez hablan más sobre lo que la gente puede hacer para estimular su inmunidad natural, relegando a un segundo plano su confianza en las vacunas y dejando como último recurso el uso de medicamentos que matan a los microbios cuando las prevenciones fallan.

Recordemos la explicación sobre las enfermedades infecciosas del capítulo 2. Las enfermedades infecciosas como la gripe, el cólera o el sarampión nos han preocupado desde los albores de la historia y, sin embargo, *no toda la gente estaba infectada*. Permítanme ser más preciso: incluso cuando las enfermedades infecciosas como la gripe española asolaron el mundo entero, no toda la gente se contaminaba y moría. Aunque se perdieron muchas vidas, hubo gente que se vio ligeramente afectada y gente a la que no le pasó nada. ¿A qué se debe esta diferencia? Con la inmunidad adquirida uno no puede luchar contra una enfermedad infecciosa a menos que se creen anticuerpos por una reacción de los antígenos-anticuerpos. Se tarda cierto tiempo en adquirir los anticuerpos y si uno no ha padecido antes la misma enfermedad, se debe crear un nuevo anticuerpo. La razón es que sólo un anticuerpo puede ser eficaz contra un patógeno. En otras palabras, no tenemos la capacidad de emprender acciones inmediatas contra un patógeno infiltrado. ¿Qué es lo que determina la vida o la muerte en el caso de una enfermedad infecciosa? La respuesta reside en la inmunidad natural. A menos que la inmunidad natural, que es innata a cualquier tipo de vida, funcione correctamente, ni siquiera una inmunidad adquirida puede funcionar.

En el pasado, la inmunidad innata comprendía a los macrófagos o neutrófilos, conocidos por sus funciones primitivas en las células inmunitarias. Es probable que no hayas oído hablar de los macrófagos o neutrófilos, por eso los describiré. Se sabe que estos glóbulos blancos especializados devoran sustancias intrusas y se deshacen de ellas. Pero no son células primitivas encargadas solamente de devorar. Sabemos que los macrófagos cumplen otra importante función. Actúan como centros de control para dar diversas instrucciones a los linfocitos, que destruyen los patógenos creando anticuerpos. Generalmente los linfocitos desempeñan un papel crucial en las funciones inmunológicas, pero curiosamente no pueden hacer nada a menos que reciban instrucciones de los macrófagos. Los macrófagos cumplen la función primaria de devorar pero al mismo tiempo trabajan para controlar las células inmunológicas.

Los macrófagos pueden compararse con una fuerza independiente que ha asumido las funciones de la inmunidad innata y opera en las células. Cuando los organismos unicelulares, como las bacterias, evolucionaron hacia organismos pluricelulares y crecieron en tamaño y complejidad, la función primaria de inmunidad de desintoxicación intracelular de las células ya no logró defender el cuerpo y por eso se cree que hicieron su aparición los macrófagos, como apoyo para las funciones inmunológicas.

Quiero añadir un breve comentario relativo a la evolución de los seres vivos. A lo largo de la evolución de los organismos hacia elementos pluricelulares, la primera criatura en desarrollarse fue al parecer un tubo digestivo muy parecido a un intestino humano. Un organismo multicelular en un estadio temprano, como el coral, consiste en un simple tubo digestivo y su vida es también simple: obtener nutrientes, digerirlos y absorberlos en el tubo intestinal y excretar.

Un intestino está dentro de un cuerpo, pero está en constante contacto con el mundo exterior a través de la digestión. Naturalmente, se infiltran todo tipo de patógenos. La razón por la cual los ancestros de los macrófagos (los fagocitos) se diferenciaron de las células del intestino puede haber sido para proporcionar una defensa biológica contra los patógenos dentro del intestino.

Las células inmunológicas como neutrófilos y linfocitos fueron apareciendo al diferenciarse todavía más de los fagocitos, que son los ancestros de los macrófagos. Al observar estas evoluciones nos queda más clara la relación entre inmunidad innata e inmunidad adquirida. Quizás sea necesario dejar de lado temporalmente el conocimiento común sobre inmunología y estudiar las funciones inmunes innatas de los seres vivos. Éste es el debate que se está produciendo en primera línea de la inmunología.

Apoptosis

La apoptosis es otro sistema biológico de defensa. Se llama apoptosis a la destrucción de una célula como última defensa cuando ésta se llena de una cantidad excesiva de sustancias extrañas como desechos o cuando se ve atacada por una bacteria o virus demasiado poderosos para que la célula se pueda defender por sí misma mediante inmunidad innata o desintoxicación intracelular. Se le suele calificar de «suicidio de las células», pero no es en absoluto un concepto negativo y constituye una función común entre los seres vivos multicelulares, con la que se protege de daños a otras células. A fin de cuentas, aunque una célula se sacrifique, la reemplazará una célula idéntica. Una manera mejor de verlo puede ser considerarlo como un sistema de reciclaje.

Un buen ejemplo de apoptosis es cuando un renacuajo se convierte en rana y se deshace de una cola que ya no le resulta útil. En determinado estadio del embarazo, los dedos del feto humano no se diferencian y se parecen a una red. Las células que hay entre los dedos pasan gradualmente por la apoptosis, de ahí la formación de los dedos en la mano humana.

La apoptosis de las células cancerígenas es una importante estrategia de defensa. Normalmente, cuando nuestro cuerpo genera células cancerígenas se producirá la apoptosis para evitar su propagación. Sin embargo, las actividades de estas células se inhiben cuando se producen grandes cantidades de radicales de oxígeno y otros radicales libres, haciendo que el cuerpo sufra oxidación.

La razón por la cual recomiendo a los pacientes de cáncer que sigan el programa *Bioenzima Shinya,* en el que se reduce la ingesta de proteínas animales y se aumenta la de frutas y verduras, es para eliminar los radicales libres en el cuerpo e inducir la apoptosis. Por supuesto, las *neoenzimas* intervienen en la apoptosis. Una enzima particularmente importante es la caspasa, que controla el proceso de apoptosis. Estas enzimas de tipo controlador permanecen en un estado letárgico cuando no se las necesita, pero en cuanto se da una situación en la que se requiere la apoptosis otras enzimas las activan. Estas enzimas son algo distintas de las que ya hemos hablado, pero se parecen en que actúan cuando la vida se ve amenazada.

Las propiedades adaptables de las neoenzimas

Tal vez ya empieces a hacerte una idea de cuáles son las funciones de las *neoenzimas* y cómo mantienen nuestra vida. Las *neoenzimas* que tengo en mente son grupos de enzimas implicadas en la desintoxicación celular, la inmunidad innata y la apoptosis, las tres actividades fundamentales de salvación. Activando estas enzimas, nuestras células limpian sus materiales internos de desecho y evitan la infiltración de patógenos.

En consecuencia, nuestra energía vital fluye sin impedimentos.

Cuanto más entendamos estas *neoenzimas,* más sabremos cómo fortalecerlas. Por ejemplo, las *neoenzimas* son capaces de adaptarse a entornos que no son los de las enzimas digestivas. Las *neoenzimas* pueden funcionar bien en un medio moderadamente ácido. Cuando estamos en forma nuestra piel es un poco ácida, lo que dificulta la propagación de bacterias. En un medio ácido las enzimas corrientes no pueden operar a sus anchas. Sin embargo, este tipo de entorno será el territorio exclusivo de las *neoenzimas,* que son capaces de amoldarse a una acidez moderada. Dentro de las células, en los orgánulos de desintoxicación intracelular, los lisosomas, el entorno es ligeramente ácido. Este medio ácido es una buena cosa, parte del orden natural, porque obstaculiza las bacterias y protege así al individuo.

Otra característica de las *neoenzimas* es que pueden funcionar sometidas a altas temperaturas. Tal vez ya sepas que las enzimas se debilitan con el calor, pero esto se aplica sólo a las enzimas normales. Sorprendentemente, las propiedades de las *neoenzimas* son bastante opuestas a esto. Cuando uno tiene fiebre alta a causa del resfriado, lo más probable es que pierda el apetito. Esto ocurre porque las enzimas digestivas se debilitan al elevarse la temperatura. Las enzimas digestivas funcionan activamente cuando la temperatura del cuerpo ronda los 37 °C, pero cuando sobrepasa los 38 °C el nivel de actividad cae drásticamente. La razón de sentirse cansado o aletargado por la fiebre puede deberse a este descenso de actividad de las enzimas metabólicas por las altas temperaturas. De todos es sabido que la actividad de virus y bacterias se debilita al ser sometidos a altas temperaturas y la función de las *neoenzimas* es deshacerse de ellos uno por uno.

Hasta hace pocos años los médicos recomendaban que se tratara la fiebre con aspirinas u otros medicamentos para hacer que bajara lo más rápidamente posible. Ahora es mucho más habitual que aconsejen que se deje a la fiebre continuar su proceso. Esto se debe a que estamos aprendiendo que tener fiebre no es anormal para el cuerpo, que es una reacción habitual para deshacerse de los patógenos y evitar su propagación. Lo mismo pasa cuando las amígdalas se nos hinchan o cuando uno desarrolla inflamación y fiebre por la infección de una herida.

La inflamación implica que el área que rodea a una herida o infección se vuelve moderadamente ácida. Cuando esto ocurre se activarán las *neoenzimas*, que pueden tolerar temperatura alta y acidez ligera, para luchar contra los patógenos. Tratar de bajar la fiebre mediante medicamentos cuando uno tiene un resfriado interfiere con las funciones de las *neoenzimas*. Podríamos decir que es un acto contra la sabiduría del orden natural de nuestro cuerpo.

Suplementos de fruta para las neoenzimas

Las *neoenzimas* no se limitan a luchar contra las infecciones. Tienen también la habilidad de descomponer y desintoxicar todas las células del cuerpo. Hay 60 variedades de *neoenzimas* trabajando en el lisosoma, que es un orgánulo que hay en las células dedicado específicamente a la desintoxicación intracelular. Algunas de estas *neoenzimas* se conocen como competentes «descomponedoras»; son muy superiores a las enzimas digestivas corrientes a la hora de descomponer sustancias extrañas: son capaces de descomponer entre cinco mil y diez mil veces más. Como grupo, estas *neoenzimas* pueden descomponer casi cualquier clase de materiales de desecho, como proteínas defectuosas, membranas celulares, colágeno, grasas, polisacáridos y ácido nucleico. Se trata de unas enzimas de descomposición masiva. Sin embargo, en esas superpotentes operaciones de descomposición bastantes de ellas acaban destruyéndose a sí mismas. Esto nos dificulta la tarea de observarlas y todavía no tenemos una descripción completa de ellas. Sin embargo, sí es evidente que las *neoenzimas* tienen superpoderes superiores a los de las enzimas corrientes, gracias a su habilidad para descomponer materias de desecho y, por tanto, nos ayudan a mantenernos en forma.

A todo esto, la maduración de las frutas y su sabor dulce se debe también a las operaciones de superdescomposición de las *neoenzimas*. La fruta tiene ácido cítrico, que es lo que determina su sabor ácido, y su sabor dulce se incrementa gracias a la fermentación. Ambos procesos, la producción de ácido cítrico y la fermentación, se producen gracias a las *neoenzimas*. Cuando el fruto madura, lo normal es que sus semillas acaben en la tierra. Otras semillas son defecadas por animales que han comido la fruta. De esas semillas salen nuevos brotes y empieza una nueva vida.

Entre estas *neoenzimas,* que son indispensables para la maduración de la fruta, las que encontramos en la piña, el kiwi, el higo y la papaya verde son conocidas por ser especialmente superiores. En mi programa *Bioenzima* recomiendo comer fruta para suplementar a las *neoenzimas*. Se sabe que estas enzimas de frutas tienen una estructura muy parecida a la de las *neoenzimas* que trabajan en el lisosoma. Las frutas son una fuente rica en componentes antioxidantes o fitoquímicos que ayudan a la función de las *neoenzimas*. Una dieta rica en fruta fresca se relaciona con el aumento de la vitalidad de varias maneras, además de ser un complemento de nutrientes. Sabemos que la dieta de otros primates, como los chimpancés, gira en torno a la fruta; no es exagerado suponer que puede existir una estrecha relación entre la vitalidad de todos los primates —incluidos los humanos— y las frutas, ricas en *neoenzimas*.

¿Qué relación tiene el ayuno con la longevidad?

Una sugerencia que parece contradecir toda lógica y que ha surgido de recientes investigaciones es que la gente que come muy, muy poco es posible que viva más tiempo. Los estudios que indican esto se hicieron, en realidad, en otros mamíferos —monos, roedores y perros— y mostraron que una dieta extremadamente baja en calorías, siempre y cuando proporcione nutrición adecuada para la supervivencia, reduce en los animales el riesgo de padecer enfermedades crónicas y aumenta su esperanza de vida. Nos dará la razón un viejo proverbio que dice: «Lo que no nos mata, nos hace más fuertes.»

Pero ¿puede esto aplicarse a las personas? Los investigadores no han encontrado todavía pruebas de que la gente que ingiere pocas calorías viva más tiempo, pero sí que hay pruebas de que la restricción calórica en hombres y mujeres adultos causa algunos de los mismos cambios metabólicos que se han observado en los estudios de laboratorio con monos y ratas. Es decir, teniendo un equilibrio nutricional adecuado, la restricción de calorías en los humanos hace bajar los factores de riesgo hormonal, metabólico e inflamatorio de padecer diabetes, enfermedades cardiovasculares y, probablemente, cáncer. ¿Por qué?

Creo que la clase de enzimas que yo llamo *neoenzimas* son la base de este fenómeno. Puesto que las *neoenzimas* pueden adaptarse a entornos duros de acidez moderada y altas temperaturas, yo las considero una especie de comandos de fuerzas especiales, siempre listas para ejecutar misiones peligrosas. Estas fuerzas se ponen en marcha cada vez que el organismo se enfrenta a una crisis de supervivencia. ¿Cuáles son los casos específicos en nuestra vida que representan tal crisis? Uno sería, sin duda, el hambre. La historia humana ha sido en gran medida una lucha contra el hambre. Cuando ésta persiste las enzimas digestivas o metabólicas, que normalmente trabajan a diario, no pueden activarse. En lugar de ellas entran en acción las *neoenzimas* de las células.

Aunque el organismo se encuentre bajo estrés y las enzimas corrientes del cuerpo estén inactivas, las *neoenzimas* se afanan en limpiar el interior de las células de nuestro cuerpo. Todas las proteínas defectuosas se descomponen mediante el proceso de autofagia y se reciclan en forma de nutrientes necesarios para las células. Al mismo tiempo, los desechos y otros elementos extraños son triturados y eliminados. Cuando se lleva a cabo un proceso de este tipo a diario, las células del cuerpo estarán limpias y, presumiblemente, la vitalidad del organismo será mayor que si las *neoenzimas* se activaran con menos frecuencia. Podríamos decir que por eso en la antigüedad la gente, aunque no obtuviese suficientes nutrientes, a diferencia de lo que ocurre en la actualidad, estaba sin embargo en forma y lograba mantener una gran fuerza vital. Se hallaba constantemente en un estado en el que las *neoenzimas* trabajaban activamente.

Por supuesto, un entorno de esas características no tiene sólo aspectos positivos. Cuando aumenta el nivel de hambre también se incrementa el estrés físico y mental y se consumen enzimas del cuerpo. Esto, unido a las deficiencias nutricionales, habría hecho bajar la esperanza de vida de nuestros ancestros. Como japonés y americano que soy, conozco la historia de Japón. Aunque en Japón hubo frecuentes hambrunas en el pasado, hay muchos ejemplos de periodos como la era Edo, en la que la paz y una cierta prosperidad duraron mucho tiempo, lo que dio lugar a una rica cultura. Sin embargo, podría decir que los japoneses se beneficiaron en el pasado de no poder comer hasta hartarse.

Lo que debemos aprender de esto es cuán activas son las *neoenzimas*. No importa cuántos años se hayan añadido a la esperanza de vida, no se puede vivir con gran vitalidad a menos que las *neoenzimas* trabajen activamente. ¿Es posible aumentar el nivel de actividad de esas vitales limpia-células? Creo que sí es posible. Lo que se necesitará es un cambio hacia un estilo de vida más natural, que implique no siempre comer hasta hartarnos.

Puede que éste no sea un consejo agradable de escuchar, pero creo que podemos incrementar nuestra vitalidad si nos quedamos un poco con hambre de vez en cuando, así se activarán nuestras *neoenzimas* para limpiar y revigorizar las células del cuerpo. O, simplemente, comer con más moderación, dejar de comer antes de sentirnos saciados o dejar de picotear y alargar un poco más cada día el periodo de tiempo en el que nos sentimos con hambre. Para activar las *neoenzimas* será necesario algo de ayuno moderado. Me temo que la clave para aumentar la fuerza vital no está en comer, sino en *no* comer. La vitalidad no puede expresarse en números, como calorías o nutrientes, y por eso es muy difícil de evaluar, pero está ligada al trabajo de las *neoenzimas* dentro de nuestras células.

Éste puede ser nuestro mejor tratamiento antienvejecimiento, una nueva y total comprensión de cómo mantenerse vital y joven. Es hora de darse cuenta del poder de las *neoenzimas*.

Las neoenzimas son esenciales para el embarazo y el parto

Hemos visto que ayunar o comer moderadamente están relacionados con la actividad de las *neoenzimas*. En nuestra vida biológica se producen otras crisis comparables al hambre. Un ejemplo es el ciclo de fertilización y el parto. Ya he comentado que las potentes actividades de descomposición de las *neoenzimas* desempeñan un papel importante en el proceso de maduración de la fruta. Son también actores clave en la reproducción humana. Para ello se necesita, por supuesto, un espermatozoide que penetre en un óvulo y lo fecunde. Este proceso es facilitado por las enzimas. Cuando el espermatozoide llega cerca de un óvulo, éste secretará enzimas. Guiado por estas enzimas, el espermatozoide penetra en el óvulo y en ese momento las enzimas que habían encabezado su camino hacia el óvulo forman una película (membrana de fertilización) en la superficie celular del óvulo y de ese modo impiden que otro espermatozoide se le acerque. Hay todavía áreas que nos son desconocidas, pero la enzima que lleva a cabo este trabajo de penetración y protección es posible que pertenezca al grupo de las *neoenzimas.*

Durante los diez meses y diez días que pasan desde la última regla hasta el parto debe intervenir una gigantesca cantidad de enzimas. No podemos determinar con certeza si todas estas enzimas están incluidas en la categoría de las *neoenzimas.* Sin embargo, el elevado consumo de enzimas implica que se requiere una enorme cantidad de energía vital. Basándonos en lo que hemos dicho antes, este estrés debería estimular a las *neoenzimas* a que desempeñen su labor dentro de las células y lleven a cabo la desintoxicación intracelular.

¿Por qué hoy en día las mujeres de sociedades prósperas y tecnológicamente avanzadas parecen tener más problemas con la concepción y el parto que las mujeres de entornos más pobres? En la actualidad parece haber muchas mujeres que no logran quedar embarazadas y los abortos naturales han aumentado de forma considerable. También sabemos que la cantidad de esperma de algunos hombres se ha reducido notablemente y que hay cada vez más hombres que tienen problemas de impotencia (disfunción eréctil) o infertilidad (aspermia). Conforme ha ido creciendo el Estado del bienestar, la tasa de nacimientos ha ido bajando y no creo que sea sólo una cuestión de cambio de valores sociales. Mucho me temo que ambos, hombres y mujeres, han perdido la vitalidad necesaria para la reproducción y esto es al menos parte del problema.

Dicho descenso de la vitalidad y la fertilidad, en mi opinión, se puede atribuir claramente al actual estilo de vida de la gente, que consume una dieta que deriva en el deterioro del sistema gastrointestinal. Esta dieta está basada principalmente en alimentos de origen animal (carne, leche y productos lácteos), grasas, cereales refinados, azúcar blanco y comida basura. Para incrementar la vitalidad y activar las *neoenzimas* que, como hemos visto, están implicadas en las actividades vitales de las células, debemos adoptar una dieta basada en alimentos vegetales y fruta. Ése es el punto de partida de todo.

Lo que comes cada día hace que tus intestinos funcionen mejor o peor y determina la calidad de tu sangre y de tus células. Insto a las mujeres embarazadas y a sus parejas, a las comadronas y a los tocólogos y ginecólogos a que reconozcan la importancia de la dieta. La nutrición es la base de la salud reproductiva.

Cómo revitalizar nuestras neoenzimas

El secreto para revitalizar las *neoenzimas* reside en tus hábitos alimenticios: come menos cantidad e incrementa el consumo de frutas y verduras frescas, que son una buena fuente de *neoenzimas*. Es importante que tomes una cantidad adecuada de agua.

Además, sería conveniente complementarlo con elementos nutricionales del tipo y la cantidad correctos para impulsar el trabajo de las *neoenzimas*. A veces nos faltan nutrientes, vitaminas y minerales en los alimentos megaprocesados que consumimos, y también necesitamos componentes antioxidantes como los fitoquímicos. La parte principal de las células de las plantas son vacuolas que contienen un líquido en el que trabajan las *neoenzimas* para la desintoxicación celular. En ese líquido, además de las *neoenzimas,* se encuentran componentes antioxidantes de refuerzo o fitoquímicos como el polifenol.

Así, es lógico que existan algunos alimentos que ayuden a que se produzca la desintoxicación intracelular. Esto, unido a mi medio siglo de experiencia viendo los efectos de la mala nutrición en los intestinos y en la salud humana, me ha convencido de que un enfoque nutricional sobre el cuidado de la salud no sólo es válido, sino que, a largo plazo, es el único sensato.

Al fin y al cabo, las células son la fuente de todo el flujo que se produce en el cuerpo y las *neoenzimas* se necesitan para que la energía siga fluyendo. Ir a la fuente de la salud humana significa tener en cuenta las *neoenzimas* para disfrutar de una vida enérgica y sana.

¿Qué pasa con los suplementos enzimáticos? La mayoría de enzimas que se encuentran en el mercado son las que refuerzan la labor de las enzimas digestivas, y estas pueden ser necesarias para mejorar el intestino y mantener la buena forma física. Pero la medicina está desarrollando complementos específicos para revitalizar las *neoenzimas*, así como suplementos compuestos por *neoenzimas*. Resulta evidente que me interesa mucho esta idea y la investigación sobre las diferentes enzimas intracelulares. Si centramos la investigación médica en las células, que son la unidad esencial de la vida, y nos centramos todavía más en la existencia de las *neoenzimas* que trabajan dentro de estas células, deberíamos ser capaces de proponer una nueva manera de vivir que abarque muchas actividades humanas: salud, longevidad, fertilidad, belleza, nuestro medio ambiente y nuestra sociedad. Tengo grandes expectativas en los avances que se producirán a medida que nuestro enfoque se acerque a las raíces de la vida.

4

Nuestro gran experimento de nutrición y salud

El conocimiento científico acerca del sistema inmunológico innato de nuestro cuerpo que se ha ido confi-
gurando durante estas últimas décadas tiene todavía
que dar sus frutos en términos de mejora de la salud
humana en el siglo XXI. En lugar de eso, la obesidad en
Estados Unidos ha alcanzado niveles peligrosos, especialmente entre los niños, que se ven afectados por
enfermedades relacionadas con la obesidad que en el
pasado no sufrían, como la diabetes tipo dos, la hipertensión y el colesterol alto. Algunos de estos cambios
se deben a la falta de ejercicio, especialmente el ejercicio al aire libre, pero la mayoría están relacionados con
lo que comen las familias norteamericanas actualmente

y con la manera de comer. Además, un porcentaje creciente de niños americanos sufre de alergias. Están en alza, tanto en adultos como en niños, las enfermedades relacionadas con la autoinmunidad: alergias, asma, lupus y artritis reumatoide, entre otras.

Veo dos causas básicas de todas estas enfermedades relacionadas con la nutrición y los alimentos. La primera es la globalización. Hasta hace pocas décadas, la mayoría de las personas se quedaban en los lugares en los que habían vivido sus antepasados y comían los productos que habían cultivado y comían sus ancestros. Nuestros padres y abuelos seguían dependiendo de las prácticas agrícolas, de la pesca, de la caza y de la preparación de los alimentos que se habían desarrollado a lo largo de muchas generaciones.

Después de la Segunda Guerra Mundial todo eso comenzó a cambiar a medida que los avances conseguidos en los transportes y la comunicación empezaron a reducir el tamaño del globo. La gente viajaba más y también sus alimentos y las tecnologías para hacerlos crecer, cosecharlos y prepararlos. Este proceso se ha venido produciendo en América durante doscientos o trescientos años, por supuesto, pero incluso aquí se ha acelerado durante la última generación. Hemos introducido nuevas variedades de alimentos en nuestros cuerpos. Casi cualquier supermercado local ofrece frutas y verduras frescas de Chile, Nueva Zelanda, México y California, incluso en mitad del invierno y en zonas como las heladas llanuras del Medio Oeste. En cualquier ciudad de Estados Unidos puedes desayunar tocino y huevos hechos a la manera de antaño en una cafetería, puedes comer en un sitio japonés donde se sirve *sushi* y cenar en un puesto mexicano de tacos, en un elegante restaurante francés o en un local tailandés o etíope.

Nos encanta disponer de variedad de alimentos, pero eso significa que nuestros cuerpos, genéticamente preparados por la naturaleza para comer de una manera particular alimentos procedentes de un suelo particular, ingerirán inevitablemente alimentos que nuestros antepasados jamás comieron, alimentos que nuestros cuerpos no están preparados para digerir con facilidad.

La globalización también ha llevado a otro factor de estrés nutricional. Esos alimentos «frescos» que vienen de todas partes del mundo han sido transportados en barco hasta nuestro supermercado o restaurante favorito y han llegado con buen aspecto. Para que pueda realizarse este milagro, los productores de alimentos y la industria del procesado han desarrollado todo tipo de flamantes tecnologías. Han creado variedades de plantas resistentes a los golpes y que mantienen su aspecto fresco mientras viajan de, pongamos, un huerto en Nueva Zelanda a un supermercado en Dakota del Norte. Estas plantas tienen un aspecto estupendo cuando las compramos pero no tienen el sabor o el valor nutritivo de las auténticas frutas y verduras frescas.

También los agricultores y la industria del procesado han dado grandes pasos en otros sentidos durante la generación pasada, lo que nos lleva a la segunda razón que me hace creer que nuestra salud nutricional peligra por la manera en la que comemos actualmente. La razón es que en todas partes, desde la tierra de cultivo hasta el envase de poliestireno que contiene la comida que nos sirven en la ventanilla del autoservicio mientras estamos sentados en nuestro coche, la tecnología ha alterado de tal manera los alimentos que comemos que nuestros cuerpos muchas veces no pueden soportarlo.

Recientemente se han hecho muchas investigaciones sobre los efectos causados por estas tecnologías. Entre las tecnologías que han alterado nuestra comida están los abonos químicos, unas tierras despojadas de micronutrientes, la modificación genética de las semillas, los pesticidas, la cría masiva de animales enjaulados, el suministro de antibióticos a los animales por vía oral o con inyecciones, el abuso de restos animales para fertilizar el suelo o para mezclarlos con piensos y la administración de esteroides y hormonas a los animales.

La tecnología también ha dado lugar a una cocina en masa, en gran medida basada en aceites y azúcares extraídos del maíz, sustancias derivadas de la soya, procesos de esterilización, homogeneización, pasteurización, conservadores, grasas artificiales (como las grasas *trans*), edulcorantes artificiales y nuevas y extrañas invenciones alimentarias de todo tipo. La mayoría de estos alimentos resultan más o menos digeribles para la mayoría de la gente, pero pocos de ellos son realmente buenos para nuestra nutrición. La comida resultante es un alimento conveniente, barato y algunas veces de sabor adictivo. Nos hemos acostumbrado a comer cada vez más de estas calorías que han sido despojadas de la mayor parte de su valor nutritivo, hasta el punto de convertirnos en gente que sufre de sobrepeso y al mismo tiempo está hambrienta de lo que nuestros cuerpos de verdad necesitan.

El experimento japonés

Obviamente la salud de la gente de Estados Unidos se ha visto afectada por su manera de comer y por lo que comen, pero no puedo evitar pensar en otro «experimento» de nutrición a gran escala que ha mostrado claramente el estrecho vínculo existente entre nutrición y salud. Es la experiencia del pueblo japonés, que empezó a adoptar la cocina americanizada después de la Segunda Guerra Mundial.

Durante el periodo comprendido entre 1945 y 1950 se llevó a cabo en Japón una campaña de reforma de la nutrición que desembocó en lo que se ha dado en llamar la destrucción de la cultura dietética tradicional japonesa.

Uno de los factores que contribuyó a esta destrucción puede ser el cambio de valores de los japoneses que siguió a su derrota en la guerra. Aquélla fue una sacudida psicológica de la cual la sociedad japonesa emergió con la mentalidad de que su cocina tradicional, con su práctica ausencia de carne, los había llevado a perder la guerra. Ése es el Japón en el que yo crecí y donde empecé mis estudios médicos. De repente, todas las cosas de Occidente nos parecían mejores que nuestras tradiciones. El resultado fue un cambio excepcional en la dieta japonesa sin paralelo en el mundo, que no se debió únicamente a este factor psicológico. Estados Unidos, el ganador de la guerra, puso en práctica una deliberada «estrategia del trigo».

Justo después de la Segunda Guerra Mundial la acumulación de una gran cantidad de excedentes agrícolas como trigo, soya y maíz supuso un problema urgente a nivel nacional en Estados Unidos. El excedente de productos agrícolas, que se había producido en abundancia para alimentar a los soldados en Europa y en Asia durante la guerra, se usaron para el «Plan Marshall», el programa europeo de recuperación que se implantó en la posguerra, y también se consumieron en gran medida durante la guerra de Corea que estalló en 1950. A principios de los años cincuenta, una vez concluido el Plan Marshall y tras el final de la guerra de Corea, los excedentes de cereales se convirtieron en un problema para Estados Unidos. El sector agrario americano se enfrentó a la caída en picada de los precios de sus materias primas y una abundante cosecha mundial de trigo se añadió a esta situación.

Para evitar el desplome de los precios de los productos agrícolas en Estados Unidos, el gobierno fue comprando la mayor parte de estos excedentes y los productos que no habían podido colocarse en silos o depósitos fueron amontonados en las calles y cubiertos con sábanas. Japón, que se hallaba entonces en plena reconstrucción después de la guerra, propuso a Estados Unidos una manera de deshacerse de parte del excedente agrícola. Ellos aceptaron proporcionar a Japón su excedente de productos agrícolas con una condición: el pago podía aplazarse y los beneficios de la venta del excedente al sector privado por parte de Japón podrían emplearse para la recuperación económica del país nipón.

El acuerdo incluía una cláusula que estipulaba que Estados Unidos podría usar parte de los fondos de recuperación económica con vistas a desarrollar mercados en Japón para sus productos agrícolas. El resultado fue el Nutritional Reform Movement (Movimiento de Reforma de la Nutrición) que se promovió llevando coches-cocina por todo el país. Los ancianos japoneses recuerdan bien esos acontecimientos. Durante cinco años, a partir de 1956, los coches-cocina, que eran largos autobuses adaptados para este fin, viajaron por todo país dando clases de cocina al aire libre. La comida recomendada por el Movimiento de Reforma de la Nutrición era la que correspondía al estilo culinario americano: pan de trigo, productos cárnicos, leche y sus derivados, huevos y alimentos fritos en aceite o grasa. Estos alimentos iban bien con la dieta de pan y el fomento de su consumo propició el almacenamiento de los excedentes agrícolas, lo que abrió la posibilidad de traer grandes cantidades de maíz y soya de Estados Unidos para alimentar al ganado y también materias primas de las que extraer aceite vegetal y aceite de maíz. En realidad, 90 por ciento de las importaciones de piensos para ganado por parte de Japón viene de Estados Unidos. Lo que promovió la estrategia de Estados Unidos fue un cambio en la cultura dietética japonesa hacia el tipo de alimentación que les convenía a ellos para su prosperidad económica.

La comida del comedor escolar

Esta ingeniosa «estrategia del trigo» de Estados Unidos tuvo otro impacto en la cultura dietética japonesa de la posguerra y se debió al suministro gratuito de trigo y leche desnatada en polvo para los comedores escolares. Actualmente hay muchas escuelas japonesas que sirven la comida con arroz, pero en aquellos días el *pan koppe* (pan creado en Japón) era el símbolo de la comida escolar. La leche desnatada en polvo la proporcionó una organización caritativa americana, al principio como suministro de ayuda, y no podemos sino elogiarla, porque de dicha ayuda pudieron beneficiarse unos catorce millones de niños de todo el país, que se libraron de la malnutrición.

Estaba previsto que esta bienintencionada ayuda alimentaria terminara después de la independencia de Japón en 1951 con la firma de un tratado de paz en San Francisco. Sin embargo, Estados Unidos incluyó en el tratado una cláusula relativa al «suministro gratuito para la comida escolar» con la intención de establecer en Japón una alimentación basada en el trigo y la leche. En aquellos días, el programa de comida escolar estaba pasando por una crisis pero gracias a este indiscutible regalo fue posible conservarlo y en Japón se empezó a arraigar un menú de «pan, leche y guarnición».

De ese modo quedó establecida la rutina de importar productos agrícolas americanos de manera permanente. Al mismo tiempo, el consumo de arroz, que había sido el ingrediente principal de la dieta japonesa, empezó a decaer hasta tal punto que se promulgó una política de reducción de superficie agrícola dedicada al arroz. Esto pone de manifiesto que no es una exageración hablar de la destrucción de la cultura dietética tradicional japonesa.

Con este completo cambio en la cultura alimentaria japonesa, los nipones se convirtieron en participantes involuntarios de uno de los mayores experimentos de nutrición y salud de la historia de la humanidad. ¿Qué efectos ha tenido este experimento en la salud de los japoneses?

Es verdad que el pueblo japonés ha crecido más debido al consumo de esta dieta de leche y sus derivados, que son ricos en calcio. Cuando se compara la altura media de un japonés de hoy con la de un japonés de la época en que la que yo nací (1935), vemos que ha aumentado casi 10 cm de promedio. Los jóvenes japoneses tienen ahora un cuerpo bastante diferente del de los de mi generación. Sin embargo, ser más altos y tener mejor cuerpo es una cosa, y estar sanos —sin enfermedades, con vitalidad y fuerza física— es otra muy diferente.

Como se mencionaba en el capítulo 2, la tasa de mortalidad infantil debida a las enfermedades contagiosas ha bajado drásticamente y por consiguiente la esperanza de vida ha alcanzado el puesto número uno en el mundo. Al mismo tiempo, hay seiscientos mil pacientes de cáncer, dieciséis millones de personas con diabetes, incluyendo prediabetes, cuarenta y seis millones que sufren alergias y treinta y un millones de personas aquejadas de enfermedades relacionadas con la hipertensión; y esta población va en aumento. Hay un número creciente de japoneses que padece cáncer de colon, cáncer de útero, cáncer de mama, cáncer de próstata, etcétera, que eran muy raros entre los japoneses antes de la guerra.

En Japón, donde la gente de mi edad no creció bebiendo leche, se podría pensar que el número de ancianos que sufre de osteoporosis debería ser mayor que en los cuatro países que consumen grandes cantidades de lácteos: Estados Unidos, Suecia, Dinamarca y Finlandia, pero no es el caso. La osteoporosis es, como probablemente sabes, una enfermedad de huesos frágiles causada por la deficiencia de calcio, y si no se trata conllevará un alto riesgo de fractura ósea. Se recomienda tomar leche como prevención.

La ingesta diaria de calcio en Japón está en torno a los 550 miligramos, el doble de lo que se tomaba en 1950. Las cifras casi se han duplicado en sesenta años y sin embargo la cantidad de gente que sufre de osteoporosis va en aumento. La gente antiguamente no tomaba leche y en cambio era más robusta que nosotros. Era gente resistente. Hay quien dice: «La esperanza de vida era más baja en aquellos días y por eso había menos gente que padecía osteoporosis», y también se argumenta que el número de niños con los huesos rotos a causa de simples caídas ha aumentado. El calcio tiene más funciones que la de consolidar huesos y dientes. Se encuentra una pequeña cantidad de calcio en la sangre y en las células, que contribuye a normalizar las funciones del cuerpo relacionadas con músculos y nervios. Por lo tanto, cuando hay una deficiencia de calcio en el cuerpo uno tiende a volverse irritable o a sufrir inestabilidad mental. Lo comentaré más adelante, pero la ingesta excesiva de azúcar refinado está contribuyendo a la irritabilidad y a la falta de control emocional. Los problemas causados por la deficiencia de calcio van estrechamente unidos a la calidad de la dieta diaria. Para que se produzca un cambio fundamental es imperativo seguir una dieta que no dependa de alimentos de origen animal y eso está en la línea del orden natural por el que aboga el *Bioenzima Shinya*. No se puede esperar ningún cambio sustancial simplemente recomendando una dieta equilibrada.

He escrito con profusión en mis libros japoneses y en *La enzima prodigiosa* sobre el problema con los productos lácteos, especialmente para los japoneses y otros pueblos no acostumbrados a su consumo. Además de la intolerancia a la lactosa, he observado que hay un número creciente de pacientes con trastornos del colon de difícil cura, como las colitis ulcerativas, la enfermedad de Crohn, etcétera, que eran raras hace treinta o cuarenta años. Es posible que estas enfermedades incurables estén relacionadas con el consumo de alimentos de origen animal como la leche, sus derivados y la carne. La razón en la que se basa dicha especulación es que ha habido muchos casos de mejora en los síntomas después de que los pacientes han cambiado de dieta, reduciendo el consumo de alimentos de origen animal y pasando a dietas basadas en cereales integrales, fruta y verdura.

Asimismo, hay muchos casos en los que a la gente que había padecido enfermedades alérgicas como el síndrome del colon irritable, estreñimiento, deposiciones hediondas, dermatitis atópica, etcétera, se le aconsejó cambiar su dieta de alimentos de origen animal por una dieta basada principalmente en alimentos vegetales y mostró una mejora gradual en sus intestinos y sus síntomas sin recurrir a medicamentos.

Las vacas son herbívoros que pastan en los prados. Pero en las granjas industriales las nutren con piensos concentrados, que incluyen cereales y legumbres que no son su dieta original. Para que produzcan mucha leche las mantienen en el establo y las privan de ejercicio adecuado. En algunos casos, las alimentan con piensos compuestos de pescado o leche desnatada en polvo. En cierto modo, es lo mismo que dar alimentos con muchas calorías y proteínas a niños que se quedan en casa. Si te pusieras en su situación, lo normal sería enfermar con ese tipo de vida. En realidad, el número de vacas lecheras que ha desarrollado diversas enfermedades como hígado graso, metritis, mastitis, trastornos reproductivos, etcétera, ha crecido en los últimos diez o quince años. En particular, está en aumento el desplazamiento del abomaso, una enfermedad exclusiva de las vacas lecheras.

Como muchos ya sabrán, las vacas digieren rumiando y tienen cuatro estómagos en total. Se cree que los tres primeros se han desarrollado a partir de un esófago. El primer estómago, el más grande de todos, es conocido por su función de descomponer lentamente la hierba, que es difícil de digerir, ayudado por microorganismos internos y fermentos. Estas sustancias fermentadas se digieren en el cuarto estómago, que secreta un fluido estomacal, y se encaminan después a los intestinos. El desplazamiento del abomaso consiste en una acumulación de gas en el cuarto estómago, ocasionada por una indigestión en el primer estómago debido al exceso de piensos concentrados. Muchas de estas vacas lecheras pierden el apetito y se niegan a comer. Disminuye su producción de leche y los animales desarrollan diversos tipos de enfermedades crónicas. A menudo, la cirugía en un estadio temprano es capaz de restituir el desplazamiento del cuarto estómago a su posición adecuada.

Además, las vacas lecheras se inseminan artificialmente sólo sesenta días después de haber dado a luz, cuando todavía están produciendo leche materna. Actualmente, con los avances en el control de los animales, 99 por ciento de las vacas, incluidas las reses para carne, pasa por un proceso de inseminación artificial, embarazo y parto. La inseminación artificial es un proceso corriente y muy habitual para los ganaderos del sector, pero deberíamos preguntarnos si es una práctica aceptable o no.

La razón de mi preocupación por este problema obedece a que se ordeña a vacas embarazadas. Se ha demostrado que la leche de vacas preñadas (leche normal para consumo) contiene una gran cantidad de hormonas femeninas.

El problema de las hormonas femeninas de las vacas embarazadas salió a la luz gracias a las investigaciones del doctor Akio Sato, profesor honorario del Yamanashi Medical College/ University. Según el señor Sato, cuando una vaca queda embarazada sube su nivel de estrógenos y progestágenos en la sangre. Estas hormonas también pasan a la leche y no se disuelven durante la esterilización por medio de calor. En otras palabras, mucha de la leche comercializada contiene una cantidad considerable de hormonas femeninas mucho mayor que la que se encuentra en la leche procedente de vacas no embarazadas.

Actualmente, la población infantil, de los 7 a los 14 años, es la que consume la mayor cantidad de leche; según se dice, cada niño consume al día 320 ml de leche y otros productos lácteos. Se ha confirmado que la leche comercializada contiene 380 picogramos (un picogramo es una billonésima parte de un gramo) de sulfato de estrona, que es un tipo de estrógeno. Esto implica que los niños prepúberes están tomando un promedio de 120 nanogramos (120 000 picogramos) de sulfato de estrona. Esta cantidad supera los 40 a 100 nanogramos de hormonas femeninas (estradiol, un tipo de estrógeno) que producen los niños prepúberes. Hay algunos padres que insisten en que sus hijos consuman un litro de leche por día y «tendrán un cuerpo sano». Cuando se añaden otros productos lácteos como el queso, la mantequilla, la nata, el yogur, etcétera, la cantidad consumida es sustancial.

La hormona femenina contenida en la leche y sus derivados es diferente de las sustancias químicas que actúan como hormonas, también llamadas interruptores endocrinos. Dado que es una auténtica hormona, su efecto en el cuerpo es mucho más fuerte. Resumiendo, al consumir una gran cantidad de leche que, según se dice, tiene un gran valor nutritivo y beneficioso para la salud, a los niños se les da una excesiva cantidad de hormonas femeninas antes de que alcancen la pubertad. Ni que decir tiene que entre esos niños se encuentran también varones.

¿Cuál será el efecto del exceso de hormonas femeninas en las mentes y los cuerpos de los niños? El doctor Sato señala que estos niños del *baby boom* son la primera generación en Japón que ha sido alimentada con leche incluso antes de su nacimiento (a través de sus madres) y que tiene una capacidad reproductiva mucho más baja. Por ejemplo, la tasa de embarazo en edad fértil (de 15 a 45 años) en 2004, cuando la segunda generación del *baby boom* tenía unos 20 años, muestra una bajada del 50 por ciento comparada con la tasa de 1973, unos treinta años

antes. No podemos explicar tal diferencia apelando simplemente a un cambio de valores o a matrimonios de
edades más avanzadas. De hecho, hay un problema
inusual de infertilidad u oligospermia. La leche no puede ser la única causa de estos problemas, pero no podemos negar que la dieta occidental que incluye leche
ha tenido que ver con este declive de la fertilidad.

Además, el número de casos de cáncer de mama, de
próstata, de ovario, de útero, etcétera, ha ido creciendo
en los países desarrollados después de 1940-1950, cuando empezó el consumo a gran escala de leche y sus
derivados. A través de pacientes que luchan contra el
cáncer de mama o de próstata he confirmado que habían consumido leche, queso, yogur, etcétera, diariamente.

Creo que la nutrición actual, que en sus orígenes
fue concebida bajo las limitaciones de la posguerra,
debe ser revisada. Por mi parte, he ideado el *Bioenzima
Shinya*, que está basado en la más reciente nutrición
a base de enzimas. Recomiendo este método a mucha
gente, incluidos pacientes que vienen a consulta a mi
clínica. Creo que es hora de establecer un nuevo sistema de nutrición desde el punto de vista de la salud de
cada persona, desligado de los intereses económicos
de los productores de alimentos.

Tu cuerpo está concebido para mantenerse sano y con energía gracias a una limpieza de tus células de manera natural, usando tus enzimas de rejuvenecimiento, tus *neoenzimas*. El método *Bioenzima* aprovecha estas *neoenzimas,* que totalizan más de sesenta billones dentro de nuestras células. Una vez que comprendas cómo despertar a estas enzimas podrás disfrutar de años de renovada vitalidad y aspecto juvenil.

Segunda parte

El Bioenzima Shinya

5

Rejuvenecer a nivel celular

Puedes sacarle el máximo partido a tu qi, tu energía vital, y puedes hacerlo ayudando a que tu cuerpo funcione como la naturaleza había previsto que lo hiciera.

Revigorizarse no implica tomar pastillas de vitaminas ni bebidas energéticas. No hace falta usar estimulantes artificiales para proporcionar una vivificación rápida a un cuerpo cansado. Lo que sí puedes hacer es liberar internamente la vitalidad natural de tu cuerpo, desde el mismísimo nivel de tus células.

La vitalidad es la clave de la salud y la belleza, así como de la energía. A largo plazo perderás la vitalidad si comes mal, no importa cuántos estimulantes y complementos tomes. Para aumentar tu energía vital deberás mejorar la desintoxicación intracelular natural de tu cuerpo. El *Bioenzima Shinya* te enseñará cómo hacer de ello una sencilla práctica cotidiana.

Nuestro cuerpo contiene de cuarenta a sesenta billones de células. Cuando todas estas células funcionan activamente disfrutamos de vitalidad juvenil y de buena salud. Si algo interfiere en el funcionamiento interno de las células, perdemos energía y nos volvemos más vulnerables a la enfermedad. Dentro de las células hay unos orgánulos llamados mitocondrias que producen energía para nuestras actividades. El oxígeno que absorbemos de los nutrientes de los alimentos que comemos y el oxígeno que respiramos se transportan a estas mitocondrias y se transforman en energía. La conversión de energía que efectúan las mitocondrias funciona bien cuando las células están activas y sanas. Mientras se den estas buenas condiciones podremos mantenernos activos y motivados independientemente de nuestra edad. Un descenso de la vitalidad significa que algo está dificultando la actividad de las mitocondrias en nuestras células. A ese algo yo lo llamo «basura celular». Para recuperar la salud de nuestras células es necesario deshacerse de la basura mediante el proceso natural del cuerpo que es la desintoxicación intracelular.

Limpiar la basura de tus células

Si te sientes cansado cuando te levantas por la mañana puede deberse a que tienes gran cantidad de desechos en tus células. Si no se eliminan, las células no funcionarán bien. Puedes esforzarte en ser activo, pero te será difícil. Si las células de tu cerebro contienen muchos desechos, eso podría hacer que desarrolles enfermedades como la demencia o el Alzheimer o provocarte un derrame cerebral.

La basura en las células derivará en el envejecimiento celular, en células estropeadas y en un sistema inmunológico que no será capaz de funcionar bien. Podemos volvernos propensos a enfermedades infecciosas o al cáncer. Puesto que el cuerpo está compuesto de células, las actividades inferiores de las células tendrán su efecto sobre la salud general del cuerpo.

Proteínas defectuosas en las células

La mayoría de la basura en nuestras células no es nada más que proteínas defectuosas inútiles. Los nutrientes que obtenemos por medio de los alimentos son digeridos y absorbidos en nuestros intestinos y transportados a todas las células a través de la sangre. La proteína es uno de esos nutrientes, se disuelve en aminoácido en el intestino delgado y después se convierte en una nueva proteína en nuestras células. El proceso de síntesis de esta nueva proteína puede producir una gran cantidad de residuos en forma de proteínas defectuosas. Una dieta compuesta principalmente de alimentos de origen animal (carne, leche de vaca y productos lácteos) es la principal causa de esta producción de residuos de proteínas. Mucha gente acumula grandes cantidades de este material de desecho que no se ha descompuesto lo suficiente en las células.

Si no se elimina adecuadamente se perpetuará esta congestión intracelular. El deterioro del metabolismo a medida que nos hacemos mayores se debe a la basura intracelular, pero sería una equivocación atribuir esto simplemente a la edad. Si sigues ciertas precauciones con la dieta y con otros factores relacionados con tu estilo de vida, podrás mantenerte fuerte y vital aunque pasen los años.

Así pues, ¿qué tendríamos que hacer para eliminar la basura de las células?

Hay un sistema dedicado a la desintoxicación dentro de nuestras células: las *neoenzimas*, esas enzimas de rejuvenecimiento de las que hablábamos antes, intervienen en el sistema de desintoxicación. Dependiendo del nivel de actividad de estas enzimas, la basura intracelular se elimina e incluso se recicla.

Recordemos la información del capítulo 3 sobre cómo funciona la autofagia dentro de las células:

1. Trituradores intracelulares.
2. Plantas de reciclaje.
3. Contenedores de basura intracelular.

Autofagia

No comer es la clave para poner en marcha la autofagia, que es la planta de reciclaje intracelular del cuerpo. Investigaciones recientes han indicado que en tu sistema hay un mecanismo simple para activar esta planta de reciclaje.

Cuando el cuerpo se enfrenta a la posibilidad de pasar hambre activa la autofagia. Como comentábamos en el capítulo 3, el profesor Noboru Mizushima, de la Tokio Medical School, presentó una investigación sobre cómo y por qué funciona esto exactamente. Simulando un corto periodo de inanición se activa en tu cuerpo la autofagia, la planta de reciclado de basura. Un estado de inanición implica que se detiene el flujo de nutrientes que va desde los intestinos, a través de la sangre, hasta los sesenta billones de células. La nutrición tradicional consideraba importante proporcionar los nutrientes necesarios de manera equilibrada para que no hubiera que enfrentarse al hambre. Partiendo de esta premisa, se suponía que había que ingerir tres comidas puntualmente y así obtener una cantidad mínima de calorías para las actividades diarias. Sin embargo, con esta práctica dietética, la autofagia, el proceso de desintoxicación de nuestras células, probablemente no pueda funcionar de manera adecuada y, por lo tanto, se acumulará cada vez más basura dentro de nuestras células.

A partir de proteínas basura se sintetizan nuevas proteínas

La ciencia está empezando a ser consciente del reciclaje de proteínas y a intentar comprenderlo. Si nos paramos a pensar, sabemos que se puede sobrevivir durante bastante tiempo sin alimentos si tenemos agua. La explicación es que se activan las plantas de reciclaje de nuestras células y se sintetizan nuevas proteínas a partir de las defectuosas o de las proteínas «basura». En otras palabras, aun cuando uno deje de comer la regeneración de los tejidos puede continuar. Además, se agotan las existencias de proteínas defectuosas y se eliminan durante este proceso de síntesis, con lo que se fomenta la desintoxicación dentro de las células y se logra que éstas sean más activas.

El milagro de la autofagia

Por supuesto, si persiste ese estado de hambre, al final no quedará material para reciclar y el cuerpo devorará sus células sanas, lo que provocará en última instancia la muerte. ¿Cuál es entonces la definición de un estado de hambre «razonable»? Nuestra evolución como humanos ha sido una historia de la lucha contra el hambre. Incluso en circunstancias extremas hemos sido capaces de sobrevivir y prosperar. Los recientes hallazgos de la biología nos ayudan a comprender por qué esta lucha para sobrevivir fue un éxito. La habilidad de nuestro cuerpo para reciclar proteínas mediante procesos de autofagia cuando se enfrenta al hambre es el milagro que equilibró la balanza a nuestro favor. Cuando nuestro cuerpo tiene hambre, se elimina el exceso de basura en nuestras células y se recicla en forma de nuevas proteínas que las mitocondrias transforman en energía. Cuando pasamos hambre se pone en marcha una especie de fuerza de flaqueza.

Al atiborrarnos de alimentos nos hemos privado de la actividad de las enzimas de rejuvenecimiento que mantienen operativas las plantas de reciclaje de nuestro cuerpo.

Lo que nos enseña el *Bioenzima Shinya* es que la desintoxicación celular está más relacionada con *no* comer que con *cómo* comer. La autofagia se activa cuando el cuerpo piensa que se encuentra en un estado de inanición. Está en nuestra mano imitar fácilmente y sin problemas ese estado empleando una técnica que yo llamo el «breve ayuno». El objetivo de este tipo de ayuno no es suprimir las calorías ingeridas o reducir el exceso de grasa del cuerpo. Nuestro objetivo es activar las enzimas de rejuvenecimiento induciendo temporalmente un estado de inanición simulado cuyo fin es la desintoxicación intracelular.

6

El breve ayuno Shinya

1. El breve ayuno Shinya es un ayuno aplicado al desayuno, pero el punto de partida del ayuno no empieza por la mañana de ese día, sino la noche anterior. Para aligerar el estómago y los intestinos y conservar las enzimas del cuerpo deberás cenar no más tarde de las seis o las siete de la tarde anterior al ayuno. Después de cenar y antes de ir a la cama no puede consumirse nada excepto agua purificada. Para mí el agua sana es la que ha sido purificada de productos químicos como cloro y otras toxinas y que tiene un pH en torno al 8.5. Yo mismo bebo agua Kangen, pero puedes elegir el agua filtrada o purificada que prefieras. Hay que beber el agua a temperatura ambiente porque si está fría bajará la temperatura de tu cuerpo y tu fuerza inmunológica.

2. Al día siguiente, en cuanto te levantes, toma dos o tres vasos de agua a temperatura ambiente. Veinte minutos más tarde aproximadamente come un poco de fruta fresca orgánica. Puedes sustituir la fruta por un jugo de enzimas frescas si lo prefieres, pero no tomes ningún otro alimento hasta la hora de comer.

Jugo de enzimas frescas: un jugo excelente es el extraído de espinacas y rúcula, un poco de piña y jugo de limón (preparado en una licuadora).

3. Bebe entre dos y cuatro vasos de agua antes de mediodía. Puedes ir dando sorbos de una botella o beber cada media hora antes de la comida.

Si cenaste la noche anterior a las siete de la tarde y no comes nada excepto un poco de fruta hasta la comida, por la tarde del día siguiente habrás ayunado durante diecisiete horas. Eso significa más de medio día, sólo con evitar el desayuno. En otras palabras, habrás empleado medio día de ayuno para activar la desintoxicación intracelular. Los nutrientes necesarios los consumirás durante el resto del día.

El breve ayuno Shinya aligera el estómago y los intestinos al tiempo que maximiza la actividad de ambos. No estoy diciendo que instaures el breve ayuno como práctica diaria, pero si repites este método periódicamente, tus células se recuperarán en un plazo muy breve, te sentirás liberado del cansancio del cuerpo y de la mente y tendrás más brío en la vida y en el trabajo. Te darás cuenta de que no es un método difícil en absoluto.

Fruta como parte del ayuno

Quizás te preocupa el hecho de consumir fruta, que puede contener grandes cantidades de azúcar. Estamos hablando sólo de fruta fresca, que se come cruda, sin aplicarle ningún tipo de tratamiento de calor. La razón de que se recomiende la fruta durante el ayuno es que puede ser absorbida sin ayuda de enzimas digestivas y, por lo tanto, no sobrecarga el estómago y los intestinos. Además, la fruta contiene enzimas que son la fuente de la vitalidad, así como minerales y vitaminas para ayudar a esas enzimas. Se debe evitar un consumo excesivo, pero una cantidad razonable de fruta contribuye a lograr el efecto del breve ayuno Shinya.

Una aceptable sensación de apetito

Si te sientes hambriento, es una indicación de que la autofagia o la planta de reciclaje intracelular está actuando y se está llevando a cabo la desintoxicación. El principal objetivo del ayuno es crear intencionalmente ese estado de hambre. Algunas personas están continuamente masticando chicle, comiendo caramelos, chocolate, etcétera. Deberás evitar esa costumbre durante las 15-17 horas del breve ayuno para que puedas experimentar la sensación de tener el estómago vacío.

Lo importante en el breve ayuno no es necesariamente saltarse el desayuno, sino simular un estado de hambre tal que intervenga la autofagia (desintoxicación celular). Si comprendes bien esto, puedes optar por el periodo del día que te sea más cómodo. Yo sugiero que se haga en el desayuno, pero si te contentas por la noche con un poco de fruta o una bebida de enzimas, también puedes ayunar en la cena y después tomar un desayuno copioso. La idea es dedicar un tiempo a sentirse hambriento. Cuando notes que llega el hambre, puedes tener el impulso de satisfacerla inmediatamente y ponerte a comer. En lugar de eso, trabaja la idea de que tener un poco de hambre es bueno y muéstrate dispuesto a probar la experiencia durante un rato más. El hambre significa que ya ha intervenido la desintoxicación celular y que tus enzimas de rejuvenecimiento se han puesto a trabajar. Lo importante en el breve ayuno Shinya es aceptar el hambre con una actitud positiva. Con una aceptable sensación de apetito tu cuerpo experimentará un rejuvenecimiento celular.

Recuerda: no nos estamos absteniendo de comer para reducir la ingesta de calorías, sino más bien para comprender y practicar los beneficios del rejuvenecimiento de un ayuno racional.

Tres grupos de nutrientes para el ayuno

El ayuno Shinya no significa privarse de comer. Hay determinados nutrientes que puedes tomar durante el periodo de ayuno. En un ayuno adecuado es muy importante comer mejor, más que reducir la cantidad de lo que se come. Puede que sea necesario dejar de lado el conocimiento tradicional sobre la nutrición que hemos aprendido y plantearse una nueva nutrición, como ya he explicado. Ésa es la base del *Bioenzima Shinya* y está orientada a mejorar la salud de nuestros intestinos y nuestras células. El *Bioenzima Shinya* clasifica los nutrientes en los siguientes cuatro grupos: A) agua y enzimas, B) minerales y vitaminas, C) fitoquímicos y fibras dietéticas, D) carbohidratos, proteínas y grasas.

Los nutrientes en cuyo aporte se debería hacer hincapié durante el ayuno son los de los grupos A, B y C. Dicho de otro modo, el ayuno implica abstenerse de los nutrientes del grupo D (carbohidratos, proteínas, grasas), que acabarían convertidos en energía, y consumir nutrientes de los grupos A, B y C, que contribuyen al trabajo de distintos órganos y fomentan la desintoxicación intracelular. La razón por la cual recomiendo beber agua y comer fruta fresca o jugo de enzimas por la mañana es que proporcionan nutrientes de los grupos A, B y C de manera eficaz.

Mastica los alimentos

Tanto en la comida como en la cena trata de aumentar el número de veces que masticas los alimentos, porque esto ayudará a que los intestinos digieran y absorban mejor y no te sentirás tan hambriento. Algunos dicen que se sienten débiles si no desayunan, pero si sigues al pie de la letra lo de masticar bien, tu cuerpo se adaptará gradualmente. Cuando te acostumbres a esa sensación de hambre significará que tu planta de reciclaje está funcionando. La gente sensible puede, de hecho, sentir cómo mejora el estado de su cuerpo. Algunos notan que desaparece la hinchazón de su cara o de sus extremidades a medida que mejora su función celular. Otros pueden hacer deposiciones duras o en gran cantidad a pesar del pequeño volumen de comida ingerida a medida que los intestinos se vuelven más activos y quedan libres de toda obstrucción. Puede darse una pérdida de peso y de grasa que reduzca el colesterol, el ácido úrico y la glucosa de la sangre a niveles normales. Al rejuvenecer las células, el estado de tu cuerpo mejora de manera natural y recuperas vitalidad.

El breve ayuno Shinya no es una dieta para perder peso

Recuerde: el breve ayuno Shinya no es una dieta para perder peso. Este tipo de dieta limpia la basura que hay dentro de las células para recuperar un funcionamiento más energético y para activar el movimiento de los intestinos y facilitar la evacuación. Perder peso no es más que uno de los posibles resultados que conlleva esta reforma interna. Cuando la gente con síndrome metabólico o resistencia a la insulina se pone a dieta, restringiendo la toma de calorías o aumentando el ejercicio, puede perder peso y grasa corporal durante cierto tiempo, pero termina por recuperarlo porque no se produce desintoxicación a nivel celular.

7

Los cuatro grupos de nutrientes en el *Bioenzima Shinya*

El *Bioenzima Shinya* clasifica los nutrientes en los cuatro grupos siguientes:

Grupo A. Agua y enzimas
Grupo B. Minerales y vitaminas
Grupo C. Fitoquímicos y fibras dietéticas
Grupo D. Carbohidratos, proteínas y grasas

¿Por qué se puede sufrir de malnutrición a pesar de estar saciado?

Echa otro vistazo a los grupos de nutrientes, del A al D. Mucha gente que come opíparamente sigue nutriéndose de manera deficiente. Una dieta basada en alimentos de origen animal (carne, leche de vaca y productos lácteos) y cereales refinados (arroz blanco, pasta, pan) puede tener severas deficiencias de nutrientes de los grupos A, B y C. Muchos de quienes creen comer suficientes verduras pueden mostrar carencia de enzimas porque no están consumiendo verdura cruda. Las enzimas de la verdura pueden destruirse o perder valor si se cocinan.

Elige alimentos con vitalidad

Muchos de los alimentos que comemos presentan carencia de nutrientes y tienen poca fuerza vital. Es la energía vital de los alimentos lo que cuenta. Muchos de los actuales métodos de cultivo y procesado de alimentos los han despojado de su fuerza vital. ¿En qué suelo creció el alimento? ¿Se fumigó con pesticidas? ¿Se transportó desde un punto lejano? ¿Fue modificado genéticamente no por su valor nutritivo, sino para soportar mejor su almacenamiento y transporte?

Elige cereales integrales

Come arroz integral y cereales integrales. La harina refinada y el arroz blanco han perdido el germen y el salvado y no podrás obtener de ellos suficientes minerales y vitaminas del grupo B. Después de una comida de arroz blanco, carne o pasta hecha con cereales refinados, el nivel de glucosa del cuerpo sube, lo que trastorna el equilibrio metabólico y estresa el sistema. Reducir la cantidad de calorías es algo absurdo cuando se ignora la calidad de los alimentos que se ingieren.

Reduce el consumo de alimentos que generan basura en tus células

Algunos trastornos físicos como dolores de cabeza, hombros agarrotados, estreñimiento, diarrea, edema, escalofríos, trastornos menstruales y alergias pueden ser el resultado de una acumulación de basura celular a lo largo del tiempo. Para cambiar este ciclo negativo, modifica gradualmente tu dieta con miras a reducir el consumo de esos alimentos de origen animal y cereales refinados que generan basura en las células. Te sugiero que comiences con un cambio a pequeña escala que es relativamente fácil de aplicar y no te causará estrés. La salud no significa negarse el placer de la comida, sino más bien cambiar de hábitos que te den una mayor energía vital. Espero que digieras los principios nutricionales que explico y aceptes al menos algunas de mis sugerencias con entusiasmo. Entonces estarás preparado para abordar los cambios positivos. Empieza con lo que te parezca más factible y este éxito ayudará a restablecer las funciones que proporcionan salud a tus células y vitalidad a tu espíritu.

Muchos piensan que la carne y los productos lácteos son más nutritivos que las frutas y verduras, pero yo no estoy de acuerdo. Los alimentos de origen animal contienen grasas y colesterol que son peligrosos para nuestro cuerpo si los tomamos en exceso. También presentan una carencias de fibras dietéticas, por eso su consumo puede llevar al deterioro del sistema gastrointestinal al generar sustancias tóxicas y propagar una gran cantidad de bacterias malas.

- Acostúmbrate a la sensación de apetito temporal.
- Consume muchos minerales y vitaminas.
- Come menos carne, leche de vaca y productos lácteos que son pesados para el intestino.

La ciencia de la nutrición de hoy no entiende lo que la dieta supuestamente equilibrada, que incluye carne y lácteos, provoca en los intestinos y, en última instancia, en la salud. Me cuesta comprender lo que se entiende por «equilibrado» en nutrición desde un enfoque de esas características. ¿Qué tipo de dieta deberíamos seguir para lograr un auténtico equilibrio? ¿Qué dieta nos llevaría a mejorar nuestro sistema gastrointestinal?

La proporción de alimentos de origen vegetal y de origen animal debería ser de 7 a 1

Para empezar me gustaría que todo el mundo fuera consciente de los problemas causados por nuestra creencia de que comer carne aporta beneficios. Comer carne contribuye al crecimiento, pero eso no significa que uno no crecerá si no come carne. Echemos un vistazo al mundo animal, por ejemplo. Los elefantes, los toros, los caballos, etcétera, son todos herbívoros, están bien formados y tienen músculos más desarrollados que los animales carnívoros.

Los animales carnívoros como leones o leopardos son conocidos por su poder instantáneo para capturar a sus presas pero carecen de resistencia. Los animales herbívoros son muy superiores a los leones y leopardos en resistencia. No podemos llegar a una conclusión categórica de que los carnívoros son por naturaleza más fuertes o que gozan de una mejor constitución física.

Como humanos, ¿somos carnívoros o herbívoros? Por lo general, se nos incluye en la categoría de omnívoros, aunque eso no es necesariamente correcto. La dieta de los chimpancés en libertad consiste en un 50 por ciento de fruta, un 45 por ciento de otras plantas (raíces, hojas, tubérculos) y un 5 por ciento de insectos (hormigas, etcétera). Mantienen su salud con una dieta prácticamente vegetariana. Desde el punto de vista del orden natural, la dieta de nuestro antepasado más cercano, el chimpancé, puede darnos una idea de lo que debería ser la dieta humana.

Si examinamos la dentadura de diversos animales descubriremos resultados interesantes. Los dientes de los animales carnívoros son en su mayor parte caninos y los animales herbívoros poseen principalmente molares e incisivos. La dentadura humana tiene una proporción de cinco molares por dos incisivos y un canino. Generalmente, los molares son para triturar grano y los incisivos para cortar vegetales y fruta, mientras que los caninos sirven para desgarrar carne. Si tenemos en cuenta esto, una comida equilibrada debería constar de cinco partes de cereales y legumbres, dos partes de frutas y verduras y una parte de carne y pescado o marisco.

me en la información anterior y en mis años
cia clínica, he llegado a la conclusión de que
compuesta por siete partes de alimentos de
etal y una de alimentos de origen animal (so-
por ciento y el 15 por ciento, respectivamen-
quilibrio ideal, ajustado al orden natural. Por
, sabemos que la carne tiene efectos negativos
edio intestinal y por ello es más aconsejable
comer pescado para cubrir la parte de alimentos de
origen animal. En todo caso, estarás de acuerdo en que,
a partir de esta idea de equilibrio, la mayoría de la
gente consume demasiados alimentos de origen animal.
Esto va contra el orden natural y por eso hemos venido
padeciendo varias enfermedades. Éste es el problema
fundamental de la alimentación norteamericana.

Mi experiencia en los dos países, Estados Unidos
y Japón, me ha llevado a desarrollar el *Bioenzima Shinya*. Lo llamo *Bioenzima,* combinando «bio» y «enzima»,
porque la dieta aumenta la vitalidad al fomentar la
actividad de las enzimas del cuerpo. La clave de la dieta
reside en una proporción de 85 por ciento de alimentos
de origen vegetal y un 15 por ciento de alimentos de
origen animal.

La mitad de ese 85 por ciento de los alimentos de
origen vegetal debería ser cereales y semillas o granos
sin refinar. El trigo refinado (blanco) y el arroz blanco

son, en su origen, granos de trigo y de arroz integrales a los que posteriormente se les quita el salvado y el germen en molinos. Los cereales no refinados de la dieta *Bioenzima* son trigo entero y arroz integral. No tienes más que cambiar el pan blanco, la pasta y el arroz blanco que ya están en tu dieta por cereales y arroz integrales y biológicos, y estarás dando el primer paso para mejorar tus intestinos.

¿Cómo contribuye el arroz integral a una mejor salud? Lo primero que hay que precisar es que todo el arroz proviene de la semilla de la planta del arroz. El arroz integral es, en realidad, la simiente después de que se le haya quitado el salvado exterior y está compuesto del germen que contiene el embrión del que nacerá una nueva planta, el salvado, que incluye capas de fibras con proteínas, vitaminas, minerales y aceite, y el endosperma, que es una fuente de energía usada para la germinación del arroz. En otras palabras, consumir arroz integral es recibir la fuerza vital de la planta. El arroz blanco, por su parte, es el resultado de la eliminación del germen y el salvado o, si nos detenemos a pensarlo, de la fuerza vital. Dicho de otro modo: es un alimento muerto. Ochenta por ciento de los nutrientes del arroz, como la vitamina B1, la vitamina E, el hierro, el fósforo, el calcio, el magnesio y las fibras dietéticas, se concentran en el germen y el salvado. Los únicos nutrientes que se conservan en el arroz blanco, después del proceso de molienda que ha eliminado el germen y el salvado, provienen del endosperma, compuesto principalmente de carbohidratos, ya que es una reserva de energía que tiene la planta para el germen y el salvado. Puedes sentirte ahíto después de comer arroz blanco, pero no estarás alimentando tu fuerza vital.

Problemas derivados de los cereales refinados

Claramente, el arroz blanco que comemos es un alimento muerto que ha perdido la mayor parte de sus nutrientes en el proceso de molido. Japón designó el arroz blanco como arroz oficial después de la Segunda Guerra Mundial y, al mismo tiempo, aceptó la estrategia norteamericana del trigo y promovió a gran escala el pan hecho con harina refinada para el programa de comedores escolares. El arroz que la gente comía en la dieta tradicional japonesa era parcialmente refinado, pues sólo se le quitaba una porción de salvado, o se trataba de brotes de arroz que conservaban el germen pero no el salvado. Al cambiar al arroz blanco, la pérdida de presencia del arroz como alimento básico fue inevitable. Durante esa época incluso el arroz blanco fue haciéndose impopular en Japón, hasta el punto de que un famoso profesor universitario japonés publicó un *bestseller* titulado: *Eat Rice and You Will Turn Into an Idiot* (*Come arroz y te convertirás en un idiota*). El consumo de arroz bajó gradualmente hasta tal punto que en los años setenta entró en vigor una política de reducción de la superficie arrocera.

En cuanto al pan, que fue sustituyendo al arroz en Japón durante ese periodo, la mayor parte de sus nutrientes se perdían, ya que la harina procedía de trigo refinado, al que se quitaba el germen del salvado que, como en el arroz, contiene la mayoría de nutrientes. Además, se empleaba una cierta cantidad de aditivos durante el proceso de amasado y horneado para estabilizar la fermentación y lograr que el producto durara más. No es difícil deducir que la preponderancia del pan, que ha superado incluso al arroz blanco como alimento básico en Japón, ha contribuido al declive de la vitalidad de los japoneses. Una epidemia de obesidad les ha abierto los ojos a los estadounidenses, que durante años utilizaron harinas y cereales refinados, sobre el perjuicio que causa a la salud el exceso de calorías de los carbohidratos refinados.

Además de destruir el valor de los nutrientes al refinar los granos, se da también un problema de oxidación. En el caso del arroz blanco, el proceso de oxidación tiene lugar en cuanto se le quita su piel o salvado. El arroz blanco es más propenso a estropearse en comparación con el arroz integral y, además, pierde su fuerte sabor. Los japoneses prefieren las nuevas cosechas de arroz, porque la oxidación destruye el sabor cuando el arroz se almacena en un depósito durante mucho tiempo. Dicho de otro modo, estamos refinando el arroz para quitarle sabor y calidad.

Aunque intentemos sustituir los nutrientes destruidos en la molienda, oligoelementos como las vitaminas y los minerales son difíciles de suplementar. La vitamina B1, por ejemplo, es indispensable para convertir los carbohidratos en energía. Cuando no obtenemos suficiente B1 de nuestra dieta diaria, nuestro metabolismo energético se pone en peligro y será propenso a presentar síntomas de deficiencia como la fatiga o la hinchazón del cuerpo. Los carbohidratos son una fuente de energía para el cerebro y los nervios, y, por eso, una deficiencia de vitamina B1 dará lugar a falta de atención e irritabilidad.

Sabemos ahora que esta deficiencia se cura con relativa facilidad incrementando el consumo de alimentos que contienen vitamina B1, como el arroz integral. Por supuesto, si no se hace nada, nuestro sistema neuronal resultará dañado y sufriremos entumecimiento de manos y pies y deterioro funcional del corazón. Se ha señalado que dichos síntomas son los mismos que los del beriberi, que era la dolencia nacional japonesa junto con la tuberculosis antes de la guerra. El beriberi está causado por una deficiencia de vitamina B1. Durante la preguerra, Japón se estaba convirtiendo en un país próspero y la gente rica de las ciudades empezó a cambiar de dieta para convertir el arroz blanco en su principal alimento. Se cree que ésa es la explicación del creciente número de individuos que padecieron beriberi entre la gente acomodada que vivía en las ciudades en aquellos días. Apenas hubo personas afectadas por esta dolencia en los pueblos dedicados a la agricultura y por eso se llamó al beriberi la enfermedad de Edo, nombre que recibe el próspero periodo premoderno en la historia de Japón.

También en la era Meiji de Japón se vivió un problema con esta enfermedad, que se propagaba entre soldados y marineros. La marina japonesa tomó medidas y cambió la dieta de arroz por arroz mezclado con cebada, que contiene vitamina B1, y consiguió erradicar completamente la enfermedad. Por otra parte, el ejército japonés creía que la enfermedad se había originado debido a las bacterias. Rintaro Mori (conocido por su seudónimo Ogari Mori) era el cirujano general y rechazó la introducción de arroz mezclado con cebada. El resultado fue que hubo 250 000 enfermos de beri-

beri durante la guerra ruso-japonesa, de los cuales vein-
tiocho mil soldados murieron. El número total de muertos de dicha guerra fue de cuarenta y siete mil.

El significado de comer alimentos integrales

El beriberi volvió a aparecer en Japón hace una década
y la gente cuya dieta incluye arroz blanco, pan blanco y bollería puede presentar deficiencias de vitamina B1.
Cuando vemos a jóvenes inquietos que pierden el control
fácilmente, podríamos imaginar que eso que se ha dado
en llamar trastorno por déficit de atención podría estar
causado por una deficiencia crónica de vitamina B1.
También causan problemas la ingesta excesiva de azúcar
refinado y la cafeína, que mencionaré en breve, la carne,
la leche y los productos derivados, las grasas vegetales
de mala calidad, como las grasas *trans,* y la deficiencia
crónica de vitamina B1, provocada por el procesamiento excesivo de los cereales.

La vitamina B1, se encuentra en la carne de cerdo,
el hígado, los frijoles, etcétera, pero como mencionamos
antes, los beneficios de la vitamina B1 obtenidos de la
carne son más que reducidos comparados con los problemas que causa. Se había señalado el arroz con cebada antes mencionado como un alimento sano ya

desde épocas pasadas porque la deficiencia de vitamina B1 del arroz blanco se suplía con cebada. Si comes arroz integral, ese nutriente ya estará allí, justo en el arroz. ¿No es un poco raro suprimir el nutriente y después complementarlo con otro alimento? Si mezclamos cebada con arroz *integral,* el valor de los nutrientes, así como su fuerza vital, serán mucho más altos. La cebada es dura y difícil de cocinar y por eso es normal quitarle la cáscara exterior, cocerla al vapor y aplastarla con un rodillo para poder comerla. La cebada contiene más calcio y fibras dietéticas que el arroz integral y por eso la combinación de arroz integral y cebada es muy eficaz como complemento nutritivo.

Hay otros cereales, como el amaranto, el arroz rojo, llamado también arroz antiguo, y el arroz negro, que contienen abundantes nutrientes (vitaminas, minerales, aminoácidos esenciales, etcétera). Las legumbres como la soya, los frijoles rojos, los frijoles marrones y los frijoles negros son también una fuente rica de proteínas vegetales, calcio, vitamina B1 y fibras dietéticas. Actualmente se está prestando atención a estos cereales y legumbres como alimentos sanos porque son muy completos y se comen enteros, incluyendo sus semillas, que son fuente de vitalidad.

Cuando vivimos inmersos en nuestro moderno y cómodo estilo de vida es fácil olvidar que estamos recibiendo energía de los alimentos para nutrirnos. La idea de analizar todos los alimentos y desglosar sus respectivos nutrientes y calorías puede parecer racional, pero tal actitud puede hacernos incurrir en un error en cuanto a la vitalidad. Algunas personas creen que lo importante es saber cuántos nutrientes podemos absorber de un alimento, ya sea un alimento integral o no, pero debo objetar que uniendo partes no se crea una totalidad. A este respecto, un alimento integral parece funcionar mucho mejor que dedicarnos a suplementar alimentos muertos con vitaminas y nutrientes minerales.

Nuestros antepasados consumían los alimentos integrales en forma de cereales. Una de las razones de ello puede estar en su conveniencia para el almacenaje, pero yo creo que hay otro motivo que era recibir la vida condensada en granos. Por mi parte, consumo arroz integral mezclado con muchos tipos de cereales, como cebada aplastada y amaranto. Sobra decir que esto es una fuente de salud y bienestar.

La actual nutrición produce gente con diabetes

Como la gente en Estados Unidos busca una dieta más sana, muchos preferirán el arroz a las papas y al pan, pero, en realidad, el arroz blanco no es mejor que el pan blanco. Japón, una vez más, donde mucha gente come arroz como alimento principal, es un claro ejemplo de lo que NO se tiene que comer. El arroz blanco es más fácil de comer porque está refinado y por lo tanto puede ser digerido y absorbido por el cuerpo inmediatamente, pero esto plantea un problema: el elevado nivel de glucosa después de la comida. Los carbohidratos, que son el principal componente del arroz blanco, se transforman en glucosa durante el proceso digestivo y de absorción y se convierten en una fuente de energía para las actividades diarias. El exceso de glucosa llega al hígado a través de la sangre y se almacena en forma de glucógeno. Cuando se necesita energía, el glucógeno se vuelve a transformar en glucosa y llega hasta las células del cuerpo entero a través de la sangre, donde mitocondrias de las células la convierten en energía.

Por nivel de glucosa nos referimos a la densidad de glucosa en la sangre, y cuando dicho nivel sobrepasa el normal se nos puede diagnosticar diabetes. El nivel de glucosa se regula mediante una hormona llamada insulina, secretada por el páncreas. Cuando consumimos demasiada comida cargada de carbohidratos, bien sea arroz blanco, pan o pasta hechos con harina refinada, maíz, papas, fruta o azúcar blanco, la insulina no funcionará de manera adecuada y la energía procedente de los carbohidratos no se distribuirá por el cuerpo. Cuando eso ocurre, la persona suele sentirse cansada y, de hecho, *está* cansada al nivel celular. Los síntomas, además de la sensación de cansancio, son aletargamiento, sed en exceso e incapacidad para concentrarse. Hay dos tipos de causas de la insuficiencia de insulina: 1) deficiente secreción de insulina del páncreas, y 2) resistencia a la insulina. En ambos casos los problemas de metabolización de la energía se ven propiciados en gran medida por el exceso de comida y la falta de ejercicio.

Se prescriben muchas dietas para la prevención y el control de la diabetes que no dan buenos resultados. Muchas veces se recomienda una dieta de nutrición equilibrada, compuesta por cereales, verduras y carne. Como ya mencioné, los cereales refinados no son «equilibrados» desde el punto de vista de la nutrición. El arroz blanco puede ser menos peligroso para los niveles de azúcar en sangre que el pan o la pasta hechos con harinas refinadas, pero aun así tiende a causar una secreción excesiva de insulina. Asimismo, sus nutrientes se han retirado por medio del proceso de refinado y por ello es necesario incluir varios tipos de alimentos para preparar una comida que esté bien equilibrada a nivel nutritivo. Hace tiempo, el Ministerio de Sanidad, Trabajo y Bienestar japonés recomendó treinta alimentos diferentes por día, pero me pregunto cuánta gente realmente siguió esa práctica. La fidelidad al arroz blanco no es nada más que la mala tradición promovida por la nutrición del Japón de la posguerra, como la campaña del pan blanco «enriquecido» en Estados Unidos en ese mismo periodo.

Si tienes un problema de nivel elevado de glucosa en sangre, te sugiero que cambies a cereales integrales o a diferentes tipos de cereales mezclados, que son una rica fuente de fibras dietéticas y se digieren lentamente. Este tipo de dieta evita una rápida subida del nivel de glucosa en sangre y además proporciona suficientes nutrientes. Como comentaré más tarde, si te acostumbras a masticar lentamente podrás resolver gradualmente el problema de comer en exceso. Antes de la Segunda Guerra Mundial, una práctica corriente en Japón consistía en servir una comida compuesta de arroz, sopa, verduras y encurtidos. Puede parecer humilde, pero nuestros antepasados tenían mucha energía con esta dieta. Tal vez no sea necesario adoptar la dieta japonesa de antaño, pero si tenemos en cuenta que no había casi nadie en Japón que sufriera de diabetes en el pasado, llegaremos a la conclusión de que el problema del aumento de los trastornos metabólicos reside en la dieta actual. Asimismo, hay gente que recomienda una dieta exenta de carbohidratos, con el argumento de que los carbohidratos son la causa del aumento de peso. Creo que seguir esa dieta representa un riesgo para la salud a cambio de una pérdida de peso temporal. Los carbohidratos *per se* no engordan ni son poco sanos. El problema está en los carbohidratos *refinados,* de los que se ha extraído la mayor parte de su fuerza vital.

A pesar de todos estos problemas con el arroz blanco y los alimentos preparados con harina refinada, el número de personas que incluye el arroz integral y otros cereales integrales en su dieta es relativamente pequeño, principalmente a causa de prejuicios como que saben peor que el arroz blanco o la harina refinada, que son difíciles de digerir y causan dolor de estómago. También hay quien piensa que son demasiado difíciles de cocinar. Pero hoy hay maneras sencillas de cocinar arroz integral al alcance de todos. Ya se pueden encontrar en Estados Unidos y en la mayoría de países ollas arroceras con un modo de cocción para el arroz integral. Puedes ponerles un temporizador, irte a trabajar y disfrutar de un arroz caliente para cenar cuando vuelvas. Además, para hacerlo más interesante al paladar se le pueden añadir muchas variedades de cereales, como ya he mencionado antes: cebada aplastada, amaranto, arroz antiguo o legumbres como soya, frijoles rojos, frijoles negros, además de una pizca de sal marina natural, que está llena de minerales. Cuando el arroz se enfría se pueden preparar bolas de arroz para la comida o algún tipo de gachas de arroz con las sobras.

Cuando pruebes el arroz integral te sentirás mucho más satisfecho después de la comida que cuando comes arroz blanco, porque los nutrientes de ambos son completamente diferentes. Cuando te acostumbres a comer arroz integral, notarás que te falta algo si comes arroz blanco aunque te sientas lleno. Por supuesto, incluso bien preparado, el arroz integral tiene una textura más dura que el arroz blanco. Esto pasa también con el pan integral. Los alimentos con textura, sin embargo, son mejores para la salud. Los alimentos que son blandos y agradables al gusto gozan de popularidad pero crean el hábito de tragarlos sin masticarlos adecuadamente. No masticar lo suficiente es uno de los factores que contribuyen a las enfermedades ligadas al estilo de vida, como la diabetes. Cuando empieces a cocinar y a comer arroz integral te sugiero que te acostumbres a masticar entre 30 y 50 veces cada bocado. Esta recomendación de masticar bien la comida no se limita al arroz integral: se aconseja comer lentamente y masticar bien cualquier comida. Al masticar bien se desarrollan los huesos y los músculos de la mandíbula y eso ayuda a la circulación de la sangre que, a su vez, activa las células del cerebro. Asimismo, las glándulas salivales segregan una hormona llamada parotina, que contribuye a rejuvenecer el cuerpo y reducir el envejecimiento. Masticar bien aporta muchos otros beneficios, como mejorar el alineamiento de los dientes o la estabilidad mental y aumentar la concentración. Quienes rechazan los cereales integrales con el pretexto de que son demasiado duros para comer se están perdiendo esos beneficios.

El pan hecho de cereales integrales sin refinar se digiere más lentamente que el pan refinado, lo que frenará la subida de glucosa después de comer. Lo mismo se puede decir de los fideos asiáticos y de la pasta. Por ejemplo, la pasta integral y los fideos de arroz integral se digieren mejor que los hechos con harina de trigo refinado. Asimismo, los fideos de trigo sarraceno incluyen el germen y el cotiledón del grano, que se han molido juntos. Es uno de los alimentos integrales con mayor aporte nutricional. Escoge cereales cultivados orgánicamente sin pesticidas.

Me he extendido bastante sobre el arroz y otros cereales. Ahora abordaré el siguiente 35 por ciento de ese 85 por ciento de alimentos de origen vegetal, principalmente verduras, legumbres, fruta, algas marinas y frutos secos.

Fitoquímicos

Los nutrientes como vitaminas y minerales se encuentran en abundancia en frutas y verduras. Recientemente los fitoquímicos están acaparando la atención como el séptimo nutriente. Los fitoquímicos son sustancias químicas que sirven para pigmentar, aromatizar y dar un gusto amargo. A diferencia de los cinco nutrientes (carbohidratos, proteínas, grasas, vitaminas y minerales), no tienen relación directa con el metabolismo y por eso no se los ha considerado nutrientes. Sin embargo, recientes investigaciones muestran que los fitoquímicos tienen un efecto antioxidante al suprimir la propagación de las células cancerígenas y reparar las dañadas. Se cree que también pueden mejorar la memoria y la concentración, así como contribuir a dar inmunidad frente a enfermedades infecciosas. De los diez mil que existen en la naturaleza los más conocidos son los polifenoles: la antocianina, que es el pigmento de las uvas y el arándano; las isoflavonas de la soya; la catequina, que confiere el sabor amargo a los alimentos con polifenol; el caroteno, presente en zanahorias y calabazas; la licopena, en los tomates, y la luteína, en el maíz, las espinacas y el brócoli, todos ellos conocidos como fitoquímicos del grupo de los polisacáridos; el fucoidan, que es pegajoso y se encuentra en las algas marinas; el beta-glucano, en los champiñones, y la pectina de las manzanas y las toronjas. Todos ellos son fitoquímicos.

Estos fitoquímicos los crean las plantas para su propia supervivencia en la naturaleza. Por ejemplo, cuando una planta está expuesta de manera excesiva a los rayos ultravioleta se genera una gran cantidad de oxígeno activo, un radical libre que daña las células y evita el crecimiento de la planta. El polifenol y el carotenoide ejercen un efecto antioxidante para hacer que estos rayos ultravioletas sean inofensivos. Otro ejemplo de función de los fitoquímicos es el sabor amargo intenso o el olor desagradable de plantas con el fin de que los insectos o pequeños animales no las coman.

Las frutas y verduras frescas están llenas de enzimas y de fuerza vital, por lo tanto, cuando comemos estos alimentos estamos recibiendo vitalidad para nutrirnos. Así pues comprenderás por qué es necesario examinar la calidad de cada alimento para asegurarte de que estás tomando suficientes fitoquímicos, vitaminas, minerales y enzimas de la fruta y verdura que comes. Lo importante es seleccionar productos frescos, cultivados orgánicamente en suelo fértil. Comer fruta y verdura es muy importante, pero escógela con cuidado. La manera de cultivarlas es la clave de su valor nutritivo.

Los alimentos de origen animal no deberían representar más del 15 por ciento de nuestra dieta, de la que el 85 por ciento restante debería ser de origen vegetal. Los alimentos de origen animal pueden dividirse en pescado, carne, huevos, leche y sus derivados.

El mayor problema de estos alimentos es que un consumo excesivo llevará a la degeneración de nuestros intestinos, lo cual está ligado, según he observado, a varias enfermedades.

Las grasas del pescado y la carne son diferentes, aunque ambos sean alimentos de origen animal. La grasa no saturada llamada omega 3 del pescado, como EPA (ácido eicosapentaenoico) y DHA (ácido docosahexaenoico), es conocida por reducir los niveles de colesterol, pero no deberías tomarla en exceso. Los pescados grandes, como el atún o el pez espada, están cada vez más contaminados con mercurio. El mercurio que se almacena en el cuerpo humano puede causar graves daños al sistema nervioso. Se sabe que el mercurio acumulado en el cuerpo de la población actual está en alza. Si es bueno evitar comer en exceso, lo es más si se trata de pescado.

Como guía básica recomiendo un consumo diario de aproximadamente cien gramos de alimentos procedentes del mar, normalmente en forma de pescados pequeños, como sardinas o pámpanos, que tienen menos riesgo de contaminación por mercurio, o sardinillas hervidas, escurridas y asadas al estilo japonés, que son ricas en calcio. La carne tiende a ensuciar la sangre y a deteriorar los intestinos, por eso es mejor comer carne bovina de calidad una o dos veces al mes en pequeñas porciones. Aconsejo masticarlo todo muy bien para apreciar el gusto y facilitar la digestión. Comer alimentos rebozados o fritos puede causar indigestión y una ingesta excesiva de grasas *trans*. Es más aconsejable sofreír los alimentos ligeramente en aceite prensado en frío, como aceite de oliva extra o aceite de semillas de sésamo de buena calidad, o bien, cocinarlos sin aceite, a la plancha o estofados.

Respecto a los huevos, está bien comer huevos de gallinas de granja (criadas en libertad) una o dos veces por semana. Es mejor evitar la leche y los productos lácteos (mantequilla, queso, yogur, nata, etcétera), que pueden causar problemas a mucha gente.

Las proteínas se deshacen en aminoácidos en el cuerpo y son una importante sustancia que sirve de base a unos 40 a 60 billones de células. De los 20 aminoácidos que componen las proteínas, nueve son considerados aminoácidos esenciales y no pueden ser sintetizados en el cuerpo. Dicho de otro modo, si no se obtienen en la alimentación diaria se pueden desarrollar deficiencias que causen problemas de salud y afecten las funciones vitales. Se llama a la fuente de proteína animal «proteína de alta calidad» porque contiene los nueve aminoácidos esenciales. Sin embargo, por muy ideal que sea la composición de una proteína, eso no significa que todos los aminoácidos puedan ser absorbidos por el cuerpo. También la carne, la leche y los productos derivados, que son típicas fuentes de proteínas animales, tienen un alto contenido en grasa y calorías y pocas fibras dietéticas. Deberíamos comer moderadamente estos alimentos y limitarlos para no convertirlos en parte esencial de la dieta. Plantéate consumir comida tradicional, basada en alimentos humildes como frijoles, arroz integral, hortalizas y algún encurtido para la digestión. Esta cocina sencilla está más o menos reconocida universalmente. En el sur de Estados Unidos es el *hoopin'john,* o alubias blancas con arroz, en el Caribe son las alubias negras con arroz, en México son los frijoles con arroz y en Japón es el arroz integral con sopa de soya o *natto.* Ni el arroz ni las verduras tienen por sí mismos suficientes aminoácidos, pero combinados se complementan para proporcionarte los nueve aminoácidos esenciales. Si combinamos correctamente determinados alimentos, obtendremos una cantidad adecuada de aminoácidos sin sufrir los problemas relacionados con las proteínas animales. Por supuesto, consumirlos en exceso no es nunca recomendable, aunque se trate de alimentos de origen vegetal, pero estas combinaciones de platos simples facilitan aminoácidos sin coste para la salud. Creo que ha quedado claro que la proteína de origen animal no es estrictamente necesaria como sustento vital.

La dieta Shinya, que se basa en alimentos de origen vegetal, puede parecer insípida para quien está acostumbrado a comer carne. Sin embargo, quisiera que observaras cómo la saturación de comidas pesadas está agotando tu cuerpo y tu mente. Es totalmente factible para los carnívoros cultivar el gusto por una alimentación de base vegetal; se sentirán mucho mejor cuando vivan con un cuerpo más sano.

Por supuesto, la premisa más importante es seleccionar alimentos de la mejor calidad posible, lo que significa alimentos cargados de fuerza vital. Si te sientes falto de fuerza después de adoptar el método dietético de salud basado en alimentos vegetales será porque las frutas y verduras que has elegido han perdido la fuerza vital, debido a pesticidas o fertilizantes químicos, o en el caso de alimentos procesados, debido a varios aditivos. Si te es difícil obtener alimentos frescos con energía, tal vez tengas que tomar suplementos como vitaminas minerales o enzimas.

Aunque consigas alimentos biológicos frescos, será difícil preparar una comida sabrosa y sana si los ingredientes para cocinar como la sal y el aceite son de mala calidad. La mayoría de la sal que se vende en nuestros supermercados es sal refinada obtenida del agua marina mediante un proceso por el que se extrae de manera artificial el cloruro de sodio. Puede que tenga aspecto de sal, pero es bastante diferente de la sal natural del mar que contiene otros minerales como magnesio, calcio, potasio y yodo. La industria alimentaria ha aprendido a extraer el componente principal, el cloruro de sodio, quitándole el resto de minerales y llamándola sal. Dicha sal es como una sustancia química hecha por el hombre y su ingesta excesiva producirá un desequilibrio en el cuerpo que llevará a la hipertensión y a otros problemas. Si estás usando una cantidad apropiada de sal natural rica en minerales, no tendrás que preocuparte por la hipertensión y puede que no tengas que reducir su consumo.

El azúcar blanco se elabora mediante un proceso en el que se pierden la mayoría de vitaminas y minerales y quedan sólo el sabor dulce y las calorías. El azúcar blanco es absorbido rápidamente por el cuerpo y por eso su consumo excesivo provocará una subida rápida de glucosa en la sangre, lo que puede causar diabetes y obesidad. Además, es un alimento ácido y por eso su consumo en grandes cantidades provocará un desequilibrio del pH de la sangre y producirá un exceso de acidez. Nuestro cuerpo mantiene su equilibrio en un estado ligeramente alcalino, por eso, para neutralizar la excesiva acidez, puede liberar minerales con el fin de recuperar la alcalinidad. El mineral que más consume el cuerpo para llevar a cabo este proceso es el calcio.

La mayor parte del calcio de nuestro cuerpo se encuentra en los huesos. Cuando se desperdicia una gran cantidad de calcio nuestros huesos se debilitan y podrían volverse porosos, como es el caso de la osteoporosis. Nuestras células y nuestra sangre necesitan también grandes cantidades de calcio, por eso una deficiencia de éste perturba el equilibrio de la mente y del cuerpo y causa irritabilidad, ansiedad y falta de concentración. El aumento de la cantidad de personas que pierden la calma por problemas triviales se podría atribuir a una gran ingesta de azúcar blanco, que motiva un elevado consumo de calcio. Consumimos demasiado azúcar blanco en forma de pasteles, bollería y refrescos. Si necesitas tomar algo dulce, prueba el azúcar mascabado, el sirope natural de arce o la miel natural sin aditivos. La manera natural de obtener carbohidratos para usarlos como fuente de energía para el cuerpo es a través de cereales sin refinar (arroz integral, alimentos de trigo integral) o azúcares sin refinar, que no provocarán una repentina subida del nivel de glucosa.

Los condimentos como la pasta *miso* o la salsa de soya con poco sodio tienden a incluir aditivos. También hay pocas pastas *miso* y salsas de soya que sean dignas de ese nombre. Deberás tener mucho cuidado en tu selección y tratar de elegir productos elaborados mediante fermentación natural. Los alimentos fermentados son beneficiosos para nosotros porque en el proceso de fermentación los microorganismos deshacen las proteínas en aminoácidos, lo que facilita su absorción. Asimismo, se activan otras enzimas, con lo que aumentan las cantidades de vitaminas y minerales que podemos absorber.

La vitalidad es proporcional a la cantidad de enzimas

He tratado de explicar la función que cumplen en el cuerpo los nutrientes como los carbohidratos, las vitaminas y los minerales. Ahora quiero que comprendas mejor el funcionamiento de tu salud y para eso voy a explicarte la función primordial de las enzimas, que son indispensables para todas nuestras actividades vitales.

Ya escribí un libro sobre las enzimas, titulado *La enzima prodigiosa*. Para resumir, las enzimas son sustancias del tipo de las proteínas, implicadas como catalizadores en todas las fases de las actividades vitales. El bombeo de nuestro corazón, la respiración, la digestión, la absorción y eliminación de alimentos, el pensamiento e incluso los sentimientos son todas funciones que dependen de las enzimas. La germinación de las plantas, su crecimiento, el desarrollo de las hojas, la floración, la producción de fruta y la alimentación de una nueva vida no serían posibles sin las enzimas. Hay entre tres y cinco mil enzimas conocidas, pero probablemente ésa es sólo una fracción de las enzimas que tenemos en nuestro cuerpo. Si estas enzimas no funcionan de forma correcta, todos los nutrientes, incluso en las dietas más equilibradas, no podrán utilizarse. No seríamos capaces de mantener nuestras actividades vitales ni siquiera por un momento sin las enzimas.

Generalmente las enzimas se dividen en enzimas digestivas, que intervienen en la digestión y absorción de alimentos, y enzimas metabólicas, que convierten los nutrientes en diferentes energías necesarias para la vida. Hay una cierta cantidad de enzimas almacenadas en nuestro cuerpo, pero pueden agotarse por culpa de malos hábitos dietéticos que dañan el intestino, por el consumo excesivo de alcohol, el tabaco, el estrés, los medicamentos, las sustancias tóxicas del medio ambiente, las ondas electromagnéticas, los rayos ultravioleta, etcétera. Si nuestra dieta se compone de carne, leche y productos lácteos, necesitamos más enzimas para ayudar a la digestión. Si trabajas todo el día en una oficina con una computadora y hablando por el celular, te verás expuesto a toxinas electromagnéticas y necesitarás enzimas para destruir el oxígeno de los radicales libres generados dentro del cuerpo. Si persistes en llevar un estilo de vida que suprime las enzimas, agotarás la capacidad de tu cuerpo para digerir y metabolizar alimentos y tus células perderán la capacidad de autorregenerarse y, a resultas de ello, perderás vitalidad.

Cuanto más agotemos nuestras enzimas a causa de un estilo de vida destructivo, menos vitalidad tendremos, lo que nos provocará enfermedades y muerte. Cuando una persona es dinámica y radiante y goza de vitalidad, es que las enzimas de su cuerpo están funcionando plenamente. Cuando se reducen las enzimas nos cuesta estar sanos, por muy excelente que sea nuestra cobertura médica. La falta de comprensión del papel que cumplen las enzimas en nuestro cuerpo y del control que ejercen en nuestra salud ha llevado a la medicina moderna a un sistema de terapia en el que se trata a los pacientes por síntomas.

Lo que se necesita es una manera de activar las enzimas para revigorizar nuestras mentes y cuerpos, y eso significa evitar un estilo de vida que agote nuestras enzimas. Además de una dieta rica en enzimas, son importantes la buena calidad del agua, el ejercicio moderado y mantenernos en calma sin estrés. Las enzimas de los alimentos se destruyen fácilmente con el calor, por eso las verduras crudas, la fruta, el pescado y los

alimentos fermentados son las mejores fuentes de enzimas alimentarias. Si adoptamos enérgicamente una
dieta rica en enzimas, centrada en este tipo de alimentos, podremos contrarrestar la reducción de enzimas.

Una enzima es y no es una sustancia

Las enzimas son catalizadores implicados en elementos
clave de las actividades vitales. Hay muchos aspectos
de las enzimas que la ciencia y la investigación están
empezando a descubrir y todavía quedan muchas áreas
basadas en hipótesis. Por ejemplo, se considera que las
enzimas están hechas de proteínas. Se ha señalado que
cuando tratamos de obtener enzimas por medio de la
comida que ingerimos, los alimentos se descompondrán
en aminoácidos y péptidos, y que por tanto no estamos
obteniendo realmente o un suplemento de enzimas. Es
cierto que las enzimas están hechas de proteínas, pero
eso no significa que sean lo mismo que las proteínas.
La expresión que he estado usando es: «sustancias del
tipo proteína». Algunos investigadores estadounidenses
utilizan la analogía siguiente: la proteína es el vehículo
y las enzimas son el conductor. Si no existe un conductor, que es la enzima, el vehículo, que es la proteína, no
podrá moverse.

Actualmente, mucha gente se alimenta principal-mente de comida basura, comida fácil, comida rápida, comida calentada en microondas, enlatada o congelada. Tenemos pocas oportunidades de comer frutas y verduras frescas y cargadas de enzimas, e incluso cuando comemos verdura cruda y fruta, las vitaminas y los minerales que contienen pueden proporcionar poca energía porque el suelo en el que han crecido se ha deteriorado por el uso excesivo de pesticidas y abonos químicos. Es decir, las enzimas, fuente de fuerza vital que se encuentran en los alimentos que la mayoría de nosotros comemos, son escasas.

Ésta es la realidad, y si seguimos las líneas generales de la nutrición actual, que consiste en el cálculo caló-rico y el análisis de los componentes nutritivos, todos los alimentos se analizan con el mismo criterio, ya sean comida basura, comida preparada en el microondas, verdura cultivada en un suelo agotado o verdura que ha crecido en un suelo fértil. Creo que el cálculo más importante —cuánta fuerza vital contiene un alimen-to— se ha ignorado. Visualiza la refrescante sensación de morder un tomate fresco que ha crecido de manera orgánica en un suelo fértil. ¿No te parece extraña esa ciencia de la nutrición que despoja a todos los alimentos de sus respectivos componentes para analizar después sus correspondientes nutrientes? Cuando entendamos la naturaleza de las enzimas, que son la fuente de la energía vital, tendremos que hacer un cambio fundamental en nuestra manera de pensar sobre la comida y sobre la tierra que la produce.

Un modelo original para todas las enzimas

Hay muchos aspectos acerca del trabajo de las enzimas que todavía no conocemos. Cada tipo de enzimas se encarga de una sola función. Por ejemplo, una enzima llamada amilasa, que se encuentra en la saliva, ayuda a digerir los carbohidratos y una enzima llamada pepsina, que se halla en el estómago, interviene en la digestión de las proteínas. Cada una sirve para una función particular y por eso hay entre varios miles y varias decenas de miles de enzimas. No puedo evitar pensar que mantener tantas enzimas diferentes es un sistema sospechosamente ineficiente para nuestro eficiente cuerpo humano. Creo más bien que tiene que existir una fuente básica, una enzima prototipo, una «enzima milagrosa» como apuntaba en *La enzima prodigiosa,* a partir de la cual el cuerpo es capaz de crear todos los demás tipos de enzimas que necesita.

Cuando uno consume alcohol en exceso necesita que un gran número de enzimas deshaga el alcohol en el hígado y cuando éstas se generan, las enzimas dedicadas en el estómago a la digestión y absorción se vuelven escasas. Al día siguiente de haber bebido mucho, la gente suele perder el apetito. La falta de enzimas digestivas disponibles podría explicar dicho fenómeno. Aunque cada enzima se encarga de funciones específicas, podemos ver que no funcionan de manera independiente, sino coordinadas unas con otras.

Una persona que al principio no es capaz de beber mucho alcohol puede lograr beber cada vez más conforme se va acostumbrando. Esto implica que el número de enzimas disponibles para deshacer el alcohol en el hígado aumentan en función de las necesidades. Este fenómeno no se limita al consumo de alcohol. Puede aumentar la secreción de SOD (superóxido dismutasa), que elimina radicales libres en el cuerpo, si comes más alimentos antioxidantes, como frutas y verduras frescas.

Me he basado en esos modelos para la hipótesis de la enzima prodigiosa. Mi teoría es que las enzimas ingeridas con los alimentos no sólo se deshacen en aminoácidos, sino que se mezclan como enzimas prototipo en el cuerpo, y esas enzimas prototipo se transforman en miles o decenas de miles de enzimas que responden a las diferentes actividades y necesidades del cuerpo. Creo que las distintas enzimas específicas se transforman a partir de esa enzima prototipo.

Un tipo de vida en el que escasee el abastecimiento de enzimas prototipo o enzimas milagrosas provocará que uno desarrolle deficiencias funcionales y que disminuya su fuerza vital. Para aumentar dicha fuerza es importante complementar nuestra dieta diaria con enzimas. La manera «natural» de hacerlo es comer alimentos como verdura cruda y fruta fresca, que tienen enzimas en abundancia. Si mi teoría es correcta, estas enzimas de la alimentación se almacenarán en forma de enzimas milagrosas, como fuentes del resto de enzimas del cuerpo. Al activar nuestras enzimas corporales con la comida adecuada podremos disfrutar de una buena salud mental y física e incrementar nuestra vitalidad.

Comamos más alimentos crudos

La actual ciencia médica y de la nutrición no ha comprendido bien el trabajo de las enzimas implicadas en el núcleo de las actividades vitales. Sería correcto decir que la medicina y la nutrición actuales muestran falta de interés por las enzimas. Por eso las teorías sobre el cuidado de la salud que prevalecen están muy lejos de la realidad de nuestra vida diaria.

En la medicina moderna lo normal es usar medicamentos anticancerígenos para los tratamientos contra esta enfermedad. Como probablemente ya sabes, cuando se aplica un tratamiento contra el cáncer a menudo los pacientes sufren efectos secundarios como náuseas, pérdida de apetito, caída del cabello y diarrea porque estos medicamentos son venenos mortales que perjudican no sólo a las células cancerígenas, sino también a las células normales. Cuando las células se dañan por estos venenos mortales se hace necesario un gran número de enzimas para repararlas. Como consecuencia de ello se reducen las enzimas que se han generado en el cuerpo, como las enzimas milagrosas, lo que causa una deficiencia de enzimas en todo el organismo que provocará un mal estado físico con graves efectos secundarios.

Estos daños no se circunscriben únicamente a los medicamentos contra el cáncer. Todos los medicamentos inhiben las actividades de las enzimas. Deberíamos darnos cuenta de que estamos envenenando nuestra fuerza vital cuando utilizamos alegremente medicinas para suprimir un síntoma. Al tomar un medicamento contra el resfriado sentirás que se alivian algunos de los síntomas, pero tu poder inmunológico se irá volviendo más débil y serás más propenso a las enfermedades. En mi caso he decidido reducir el uso de medicamentos al mínimo posible, ya que soy plenamente consciente de los problemas que plantean. Por ejemplo, cuando se hace necesaria la cirugía para tratar un cáncer, casi nunca receto medicamentos contra el cáncer después de que se hayan extirpado las células cancerosas. En cambio, explico a los pacientes que tienen que cambiar su modo de vida.

En particular recomiendo la adopción del *Bioenzima Shinya* que explico en este capítulo. La comida que tomamos diariamente genera las células de nuestro cuerpo. Una buena dieta que permita la complementación de nuestra enzima milagrosa mejorará nuestro medio intestinal y hará que nos restablezcamos a buen ritmo después de una operación. Por supuesto, para llevar una vida sin cáncer y otras enfermedades es mejor empezar a practicar el *Bioenzima Shinya* cuando se está sano.

Piensa en los chimpancés en libertad, muchos de los cuales viven más tiempo que su esperanza de vida. ¿A qué se debe una salud tan buena? Una razón puede ser que consumen alimentos crudos. El consumo diario de plantas crudas repone enzimas, que son la fuente de la fuerza vital. Al reponer las enzimas con los alimentos que ingerimos estamos nutriendo nuestra propia vida.

Pido disculpas por ser tan repetitivo, pero es una cuestión importante a la que la nutrición tradicional y la ciencia médica de Estados Unidos prestan actualmente muy poca atención. ¿Se puede estar sano comiendo calorías y nutrientes como recomienda la pirámide de alimentos? Si es así, entonces ¿a qué se debe la crisis de obesidad y de salud que existe en Estados Unidos? Me parece buena idea que reflexionemos sobre este problema.

8

Obtener vitalidad del poder de las plantas

Frutas y verduras son alimentos para una vida activa y resistente

Los alimentos de origen vegetal como verduras, frutas y algas marinas son ricos en nutrientes. Puesto que los alimentos de origen vegetal contienen fibra dietética, la gente que los consume en cantidades abundantes presenta un buen aspecto intestinal y tiene un mejor equilibrio de las bacterias buenas, dado que casi carece de basura acumulada en el colon, que produce desechos tóxicos. He observado estos resultados durante mis cuarenta años de experiencia practicando exámenes endoscópicos a más de 350 000 personas. Con una simple observación de las deposiciones se ve claro. Las heces de la gente que consume abundantes alimentos de origen vegetal no tienen mal olor, son blandas y tienden a flotar en el agua. Una dieta de este tipo tiene más poder para nutrir la vida humana y proporcionar salud al cuerpo y a la mente que una dieta basada sobre todo en alimentos de origen animal. La primera reforzará tu vitalidad para llevar una vida activa y enérgica a una edad avanzada. Esencialmente, la salud reside en el estado de nuestros intestinos, y ese estado mejora con una dieta que contenga un 80 por ciento de alimentos de origen vegetal.

Los alimentos de origen vegetal ayudan a suministrar agua al cuerpo

Una de las razones por las que recomiendo comer frutas y verduras frescas es que estos alimentos contienen entre un 70 y un 90 por ciento de agua. Comer este tipo de alimentos ayuda al cuerpo a obtener agua de buena calidad. Además de beber mucha agua fresca, te insto a consumir fruta fresca o jugo de frutas y verduras. Durante el día es mejor tomar un tentempié con fruta fresca de temporada que comer pasteles y dulces. El consumo de fruta forma parte del breve ayuno del que ya he hablado. Si comemos fruta unos treinta o cuarenta minutos antes de nuestra comida normal, nos servirá para evitar la ingesta excesiva de carbohidratos. La fruta después de las comidas, sin embargo, debería evitarse porque se producirá un efecto opuesto que nos hará ingerir carbohidratos en exceso.

El agua es un nutriente importante

La mayoría no bebemos suficiente agua. Nuestras células están compuestas en un 80 por ciento por agua y creo que casi cualquier problema físico puede mejorar si bebemos suficiente agua.

No podemos mantener nuestra vida sin agua, independientemente de cuántos nutrientes obtengamos en proporciones correctas. Se dice que eliminamos cerca de 2.5 litros (10.5 vasos) de agua al día en orina y sudor. Si nuestros cuerpos no se lavan por dentro de alguna manera, nuestro interior se deteriora y las sustancias peligrosas generadas en nuestros intestinos oxidarán todos los fluidos del cuerpo. El edema, el estreñimiento y otras enfermedades son provocadas por la falta de agua. Para prevenir dicha situación es necesario beber mucha agua de calidad. El suministro de agua ayudará a purgar el agua sucia y a mejorar la circulación de los fluidos corporales. El agua se convierte en un fluido corporal benéfico que purga y elimina los fluidos sucios de nuestras células.

¿Qué significa agua de buena calidad?

Ahora que sabemos que es importante obtener un buen aporte de agua, ¿qué tipo de agua deberíamos beber? Mucha agua de la llave contiene gran cantidad de cloro, usado para la potabilización, así como otras sustancias peligrosas llamadas trihalometanos, que son cancerígenos generados durante el proceso de potabilización. El agua de la llave puede estar contaminada también por pesticidas y abonos agrícolas, vertidos industriales y otros residuos de tratamiento de aguas fecales que se abren camino hacia los depósitos acuíferos, embalses y aguas subterráneas. Se toman muestras del agua, por supuesto, pero aunque estas sustancias correspondan a los estándares de seguridad del gobierno, no es que sea el agua más adecuada para nutrir las células de nuestro cuerpo.

En función de dónde vivas, quizás sea mejor instalar un purificador de agua para quitarle el cloro y las sustancias peligrosas, de modo que puedas beber un agua más parecida a la natural. Hace treinta años en Japón estábamos preocupados por la cantidad de lluvia ácida que contaminaba nuestras aguas. Un grupo de científicos, ingenieros y doctores, entre los que me encontraba, hablamos de las medidas que se podían emprender para salvar nuestra agua. Tras este encuentro se desarrolló una técnica para procesar el agua y hacerla más alcalina. Se construyó una máquina que realizaba este proceso para uso doméstico. Soy médico y ése es mi trabajo, así que no me involucré en ningún negocio, pero desde aquel momento empecé a beber esta agua alcalina que llamamos agua Kangen. La tecnología empleada para producir el agua Kangen se ha sofisticado mucho, por supuesto, y las máquinas que la hacen se pueden conseguir en Estados Unidos. Yo tengo una máquina de agua Kangen en mi consultorio de Nueva York y es el agua que bebo y que doy a mis pacientes. Además de filtrar contaminantes, esta agua tiene un gran poder de reducción y ayuda a mantener el cuerpo con un pH alcalino óptimo.

Generalmente un adulto pierde 2.5 litros de agua cada día a través de la orina y del sudor, y por eso se producirá una deficiencia de agua en el sistema si no se toma al menos la misma cantidad de agua perdida. Si suponemos que el agua contenida en alimentos es 1 litro, necesitamos proporcionarle al cuerpo un mínimo de 1.5 litros (6.5 vasos) más de agua. Cuando hace calor en verano o en los días en los que hacemos más ejercicio necesitaremos beber más agua. Deberíamos tratar de beber ocho vasos de agua, así tendríamos una pequeña reserva. Si no eres capaz de beber mucha agua podría significar que sufres una deficiencia crónica de agua. Las células que componen el cuerpo, la sangre y la linfa se metabolizan a través del agua que tomamos. Por lo tanto, tomar más agua te ayudará a mantener la piel fresca y joven y las células activas. Naturalmente, es importante que el agua sea de buena calidad, como ya hemos señalado.

El cuerpo no necesita bebidas energéticas ni alcohol

Al aportar un suplemento de agua no incluyas bebidas como el té, los refrescos, el café o el alcohol. No es buena idea que no bebas agua y que sacies la sed después de actividades deportivas tomando bebidas energéticas. Aunque muchas de estas bebidas tienen minerales y aminoácidos necesarios para el cuerpo, también contienen una gran cantidad de azúcar. Cuando toda esta azúcar se ha consumido, se eleva el nivel de glucosa y el páncreas secreta una gran cantidad de insulina. Eso repre-

senta una carga para el cuerpo, que se sentirá aletargado y cansado.

El té tiene una imagen más sana que los refrescos
azucarados, pero cuando se examina con el endoscopio
el estómago de la gente que bebe té a diario, sus membranas mucosas a menudo parecen rugosas. Creo que se
debe al tanino, una sustancia amarga del té. Desde épocas antiguas ha habido muchas personas que han sufri-
do úlcera de estómago o cáncer en culturas en las que
beber té es corriente, como es el caso de Japón. Además,
el té contiene más cantidad de cafeína que el café. La
cafeína tiene un potente efecto diurético, por lo tanto la
mayor parte del agua que bebamos pasará por nosotros
y será expulsada sin hidratar nuestras células. Es decir,
puedes estar bebiendo té y pensar que sacias la sed, pero
en realidad estarás deshidratándote a nivel celular.

Tampoco es buena idea beberse una cerveza fresca
cuando se está sediento. Es posible que te sientas bien
inmediatamente después, debido al aumento de circulación que causa el alcohol, pero en unas pocas horas
tus vasos sanguíneos se encogerán, lo que dificultará el
suministro de oxígeno y nutrientes a las células. Asimismo, hará que sientas el cuerpo pesado al quedar
limitada la eliminación de residuos.

Al igual que el té, el alcohol es sumamente diurético y no aporta calorías o nutrientes, sino que provoca

la deshidratación corporal. Tomar cerveza después de haber practicado deportes no resolverá la deficiencia de agua causada por el sudor. Puedes haber hecho ejercicio para mejorar tu salud y haber acelerado el metabolismo, pero si tras el ejercicio bebes un par de cervezas en realidad estarás contribuyendo al envejecimiento de tus células.

Es importante moderar la bebida de refrescos, bebidas deportivas, bebidas energéticas, alcohol y té, como he mencionado antes, y no sustituir el agua por estos líquidos. El agua es lo que necesitan tus células. Bebe un vaso o dos de agua a intervalos regulares durante el día. De esta manera mantendrás el contenido en humedad de tus células y te protegerás de la degeneración celular y de las enfermedades.

El jugo de frutas embotellado o en lata puede carecer de enzimas

Aunque las frutas y verduras son buenas para nuestro cuerpo, no se debería sustituir el agua por jugo de frutas embotellado o en lata. Cuando veas una etiqueta que dice «100 por ciento jugo de frutas natural», comprueba si también dice que está hecho a base de concentrado. Las enzimas del grupo A se pierden en el proceso de calentamiento para crear jugo concentrado. Es mejor tomar la fruta entera o el jugo hecho por ti mismo. Las verduras se pueden tomar como jugo, en ensalada o en forma de productos fermentados, como los encurtidos o el *Kimchi* (encurtidos coreanos). Si piensas en la fuerza vital de tu comida verás por qué la frescura es necesaria y por qué los alimentos que vienen de plantas orgánicas procedentes de un buen suelo sin abonos químicos son los mejores.

Té y café no son agua

Hay otra razón por la que no recomiendo beber café, té o refrescos en lugar de agua. Respecto al café y el té, es peligroso consumir cafeína en exceso. También las bebidas de café que se comercializan contienen a menudo azúcar refinado y leche. Se afirma que la catequina del té es buena para la salud, pero mis observaciones de exámenes endoscópicos me hacen pensar que el consumo en exceso puede llevar al cáncer de estómago. Muchas bebidas con gas, en mi opinión, son agua adulterada saturada de azúcar. Estas bebidas azucaradas provocan niveles elevados de azúcar en la sangre, lo que puede dar lugar a desarrollar diabetes. Te puede parecer que cuando consumes estos líquidos estás satisfaciendo la necesidad de líquidos de tu cuerpo, pero estas bebidas no te proporcionarán los beneficios de beber agua de calidad. Un cambio sencillo que puedes introducir en tu vida y que mejorará tu salud es beber agua en aquellas situaciones en las que normalmente beberías cerveza, café, té, bebidas deportivas o refrescos.

Las enzimas son indispensables para todas las actividades vitales

Las enzimas son indispensables para nuestras actividades vitales y funcionan como intermediarias en todas las reacciones químicas en el cuerpo. Se llaman catalizadores y sin ellas no se produciría ninguna reacción química. Se necesitan las enzimas para deshacer los nutrientes de los alimentos en el estómago. Las enzimas que deshacen proteínas son diferentes de las enzimas que deshacen los carbohidratos. Para cada reacción se necesita una enzima específica y no son intercambiables. Hay entre 3 000 y 5 000 tipos de enzimas en el cuerpo humano, quizás más. Puesto que nuestra vida se compone de numerosas reacciones químicas, se puede decir que las enzimas son la fuente de vida. Hay unas enzimas específicas que intervienen en la desintoxicación intracelular. Existen más de sesenta variedades de enzimas implicadas en la desintoxicación de proteólisis o autofagia. Yo las llamo *neoenzimas* o enzimas del rejuvenecimiento. Cuando estas enzimas del rejuvenecimiento funcionan correctamente, las células están sanas y tienen un grado adecuado de humedad. Si no hubiera enzimas, no seríamos capaces de mantenernos con vida ni siquiera un segundo, puesto que las enzimas participan en los procesos de digestión, absorción, disolución de toxinas, respiración, movimiento, funciones cardiacas y actividades cerebrales.

Las enzimas del rejuvenecimiento

Las enzimas son una fuente de vida y son indispensables para nuestras actividades vitales. También se encuentran en las plantas. Por ejemplo, el 90 por ciento de las células de las plantas son unos órganos con forma de bolsa que contienen vacuolas. Estas bolsas contienen no sólo agua, sino numerosas enzimas de desintoxicación que entran en la clasificación de enzimas de rejuvenecimiento, las *neoenzimas*. Las verduras frescas parecen jugosas por el agua de sus vacuolas, pero esta agua se llenaría de basura (desechos y sustancias peligrosas) si no interviniesen las enzimas. Las *neoenzimas* que hay en las vacuolas, sin embargo, se ocupan de estos desperdicios y, por lo tanto, mantienen la frescura de frutas y verduras. La maduración y el endulzamiento de la fruta es también producto de las enzimas del rejuvenecimiento. Frutas como la piña, el kiwi, la papaya y los higos tienen *neoenzimas* con una potente capacidad para descomponer los desechos celulares. Cuando tenemos un resfriado y nos sentimos cansados, si comemos fruta nos encontraremos mucho mejor, porque estaremos reponiendo las enzimas de nuestro cuerpo. También obtendremos minerales y vitaminas, pero son nutrientes que ayudan a las enzimas y no funcionan por sí solos: tienen que mantener una interacción sinérgica con las enzimas.

Consume alimentos crudos

Cuantos más alimentos cocinados consumimos, más difícil es reponer las enzimas. Aunque esas comidas te aporten vitaminas y minerales no obtendrás los beneficios de las enzimas. Las etiquetas de comida rápida o alimentos procesados pueden decir que contienen la misma cantidad de nutrientes que la comida fresca cruda, pero las enzimas y la fuerza vital no serán las mismas.

Cómo seleccionar un suplemento de enzimas

La manera de producir los suplementos enzimáticos hace que sus efectos en el cuerpo varíen mucho. No existe una definición clara de lo que es un suplemento enzimático y te sorprendería saber que hay productos en el mercado con el sello de suplementos enzimáticos que ni siquiera contienen enzimas.

Los suplementos de enzimas deberían producirse usando frutas y verduras naturales fermentadas con microorganismos. Las enzimas no resisten al calor y si el proceso de producción incluye someterlos a temperaturas de 48 °C o más, sus propiedades quedan reducidas a cero. Sólo las enzimas no funcionales permanecen en los productos finales.

En Estados Unidos la mayoría de las enzimas presentes en el mercado son suplementos enzimáticos digestivos como la proteasa (enzima que descompone las proteínas), la amilasa (enzima que descompone los carbohidratos) y la lipasa (enzima que deshace las grasas). Se producen a bajas temperaturas, sin nada de calor, de modo que las enzimas no se destruyen.

Los japoneses han estado utilizando enzimas durante cientos de años con muchos beneficios para la salud, y el cultivo de enzimas mediante el proceso de fermentación es un arte. Los maestros viticultores cultivan cuidadosamente microorganismos especiales durante muchos años para estar seguros de obtener el cultivo mejor y más fuerte. Este cultivo se utiliza después para activar el proceso de fermentación de frutas y verduras cultivadas de manera natural. Las enzimas producidas de dicho modo son enzimas funcionales y no se someten a altas temperaturas. Los mejores suplementos enzimáticos se procesan de manera que conserven determinada cantidad de agua en el polvo de enzimas para que mantengan la fuerza vital en estado de suspensión hasta que se activen cuando lleguen al cuerpo. Este tipo de enzimas tiene la ventaja añadida de incluir eficaces microorganismos. Me he interesado durante muchos años por el cultivo de enzimas y he ayudado a desarrollar una enzima especial, a la que llamo la *ShinZyme*. Esta enzima no es una enzima digestiva, sino un refuerzo para la desintoxicación intracelular y el sistema inmunológico.

Deficiencia de minerales: la crisis de nuestro actual estilo de vida

Veamos la función de las vitaminas y los minerales del grupo B. Estos nutrientes complementan la función de las enzimas y por eso se los suele denominar coenzimas.

Las enzimas tienen un papel primordial en las actividades vitales y los minerales y vitaminas llamados coenzimas colaboran con las primeras para facilitar el correcto funcionamiento de los respectivos órganos y sistemas corporales.

Los minerales son el sodio, el magnesio, el fósforo, el calcio, el cromo, el manganeso, el hierro, el cobre, el zinc, el selenio, el molibdeno, el yodo, etcétera. La cantidad de dichos minerales en nuestro cuerpo es muy pequeña, pero cuando hay carencias, la función de las enzimas se deteriora y se ven perjudicadas las actividades vitales. Cuando nos sentimos flojos, cansados, desmotivados, cuando nos resfriamos fácilmente, cuando perdemos el control de nuestras emociones con facilidad o cuando estamos irritables o depresivos puede que tengamos una deficiencia de minerales. Esos síntomas son omnipresentes en nuestra vida actual.

Hay más de cien variedades de minerales y se dividen en (1) minerales mayores y (2) oligoelementos. Entre los minerales mayores, el más conocido es el calcio. De todos los minerales, la cantidad de calcio requerida por nuestro cuerpo es la más alta. El calcio forma nuestros huesos. Además, aproximadamente el 1 por ciento del calcio del cuerpo ayuda al funcionamiento de la sangre, los nervios y los músculos. Este 1 por ciento de calcio desempeña un papel muy importante para mantener una buena salud física y mental. Funciones como la coagulación de la sangre, la estabilización de los nervios, el fomento de la secreción hormonal y la facilitación de movimientos suaves de los músculos dependen del calcio. Cuando no hay suficiente calcio en nuestra dieta para esas importantes funciones, el cuerpo se encargará de proveerlo tomándolo de nuestros huesos. Si la situación se vuelve crónica, el calcio de nuestros huesos se agotará, lo que acabará provocando osteoporosis. Cuando no alcanzamos ese 1 por ciento nos podemos sentir nerviosos, experimentar frustración fácilmente e incluso perder el control de nuestras emociones.

Los minerales no se pueden producir en el cuerpo y por eso tenemos que procurárnoslos por medio de los alimentos. Cada mineral tiene una función diferente para las actividades vitales del cuerpo y su carencia tendrá efectos negativos en nuestra salud. Los oligoelementos como el hierro, el zinc, el cobre, el yodo y el selenio son mucho más pequeños en volumen que los minerales mayores como el calcio, el magnesio y el potasio, pero eso no significa que los minerales mayores sean más importantes que los oligoelementos. Todos los oligoelementos desempeñan su papel y cumplen su función al asociarse con otros. Es importante que tengamos *todos* los minerales.

Cómo obtener los minerales que necesitas

Los alimentos de origen animal contienen minerales, pero no son convenientes para la salud de los intestinos. Recomiendo alimentos de origen vegetal, como verduras, frutas, algas marinas y sal natural sin refinar. Pero hay un problema: gran parte de la agricultura actual utiliza fertilizantes químicos en lugar abonar con composta, por tanto en la mayoría de los productos no se encuentra la riqueza tradicional de minerales naturales de la tierra. Los abonos químicos están compuestos principalmente de nitrógeno, ácido fosfórico y potasio. Estos minerales son buenos para el crecimiento de las plantas, pero cuando son el principal componente de la alimentación nuestro equilibrio de minerales se ve alterado, es decir, se reduce el poder vital de las plantas. Podrás imaginar que la vitalidad de quienes comen estas verduras también se ve mermada. Una solución es fomentar la agricultura sostenible comiendo verduras y frutas cultivadas en suelos orgánicos, que presentan un buen equilibrio de minerales. Los minerales no se destruyen con el calor y podemos comer verduras en sopa, estofados, etcétera. Podemos también preparar jugos de enzimas con zanahorias, repollo, espinacas, perejil y otras vistosas verduras.

Suplementos minerales

Si quieres obtener suficientes minerales de lo que comes, deberías plantearte tomar algún suplemento mineral de buena calidad.

Hay quien afirma que los suplementos no son naturales y que se deberían evitar para no caer en una completa dependencia, pero dado que los productos naturales pueden no presentar suficientes minerales o enzimas no es descabellado utilizar de manera cuidadosa los suplementos.

Recomiendo tomar suplementos con ingredientes naturales, especialmente aquellos extraídos de las plantas, más que los elaborados sintéticamente. Es importante no tomar ningún ingrediente en exceso, como el calcio o el hierro. En ese sentido es buena idea tomar suplementos multiminerales.

Vitaminas

Las vitaminas se parecen a los minerales en que también coordinan funciones vitales. A diferencia de los minerales, son orgánicas y contienen una gran cantidad de elementos. Se han identificado más de veinte vitaminas, como las de los grupos A, B (B1, B2, B6, B12, etcéte-

ra), C, D, E, etcétera, y cada una tiene su función propia. La función de la que quiero hablar es la de antioxidante, que elimina el «óxido» y rejuvenece el cuerpo.
Esta acción antioxidante se encuentra principalmente
en las vitaminas de los grupos C, E y B. Este «óxido»
del cuerpo provoca oxidación, es decir, envejecimiento.
Cuando este proceso avanza, la piel, las venas, los órganos y el cerebro pierden su vitalidad juvenil. Las
vitaminas son ingredientes necesarios para la lucha
contra el envejecimiento.

¿Qué es la oxidación? Una parte del oxígeno que
se respira en nuestro cuerpo se transforma en radicales
de oxígeno mientras se convierte en energía dentro de
nuestras células. Al nivel más elemental, la molécula
radical de oxígeno O_2 pierde un electrón. Este electrón
o radical libre es la causa de la oxidación. La proteína
que hay dentro de la célula se ve dañada por el radical
de oxígeno y se convierte en una proteína deficiente
o proteína basura. El radical de oxígeno puede deberse a factores como estrés, ondas electromagnéticas
procedentes de computadoras, teléfonos celulares, rayos ultravioleta, humo del tabaco y otros factores
medioambientales.

Generalmente, gracias a las enzimas los radicales
libres se vuelven inofensivos, pero cuando la carga de
proteínas «basura» oxidadas es demasiado grande, el

trabajo de las enzimas puede no bastar. Habrá quien argumente que envejecer es natural, pero en la actualidad el proceso de oxidación de las células por radicales de oxígeno se acelera en presencia de muchos factores medioambientales poco naturales.

Fitoquímicos

Las funciones antioxidantes no se limitan a las vitaminas. Los fitoquímicos del grupo C cumplen funciones similares. Los fitoquímicos son elementos especiales que favorecen la vida de la planta. Quizás hayas oído hablar de las catequinas y los flavonoides. Son miembros del polifenol que es uno de los fitoquímicos. El aroma, el gusto amargo y el color son estrategias importantes de las plantas. Por ejemplo, una excesiva exposición a los rayos ultravioleta causa radicales libres y por eso daña las células de las plantas y también las de los humanos. El polifenol minimiza esos daños. El gusto amargo y algunos aromas especiales son estrategias de los fitoquímicos para proteger a las plantas contra insectos y animales. Los fitoquímicos forman parte de la fuerza vital de las plantas. Creo que no hemos hecho más que empezar a comprender la importancia de los fitoquímicos para la salud humana y la nutrición. Se les podría llamar ayudantes de minerales y vitaminas, que son a su vez coordinadores.

Un 85 por ciento de alimentos de origen vegetal y un 15 por ciento de alimentos de origen animal

Mi opinión como médico que ha observado el sistema gastrointestinal durante muchos años es que la dieta ideal consiste en un 85 por ciento de alimentos de origen vegetal y un 15 por ciento de origen animal.

Para aplicar mi consejo de manera muy sencilla, practica el ayuno Shinya bebiendo jugo de enzimas por la mañana. Bebe ocho vasos diarios de agua de buena calidad y come verduras y frutas frescas con legumbres y arroz integral u otros cereales integrales. Añade una pequeña porción de pescado una o dos veces por semana, preferentemente pescado pequeño como sardinas, que no contienen mucho mercurio.

- Una dieta de fruta y verdura te aporta resistencia.
- El agua es un nutriente indispensable para la vida.
- No puedes obtener enzimas de la comida rápida.
- No puedes obtener minerales y vitaminas de una dieta compuesta de arroz blanco y carne.

El arroz integral: el alimento perfecto

Mi primera recomendación para que obtengas proteínas en tu dieta es el arroz integral con soya. Con esta dieta se consigue una cantidad suficiente de aminoácidos esenciales. Si además añades otros cereales o verduras, te estarás suministrando todavía más proteínas. Si optas por incluir pescados pequeños, como la sardina, o algas marinas, obtendrás suficientes proteínas sin necesidad de recurrir a la carne. El arroz integral con soya o con otros cereales que contengan mucha fibra contribuirá a una mejor evacuación y a la desintoxicación de los intestinos. No hace falta que la comida se digiera de inmediato, es mejor que lleve su tiempo. Se sabe que los japoneses, cuya dieta es rica en fibra, tienen unos intestinos relativamente largos. Es importante que nos preocupemos por la facilidad con que se absorben los alimentos más que preocuparnos por el tipo de nutrientes.

Pescado

El pescado, como la carne, contiene aminoácidos esenciales de buena calidad. Además, tiene grasas buenas que no se encuentran en la carne. Quizás hayas oído hablar del EPA (ácido eicosapentaenoico) o del DHA (ácido docosahexaenoico), que se encuentran en el pescado y se suelen llamar grasas insaturadas u omega 3; limpian la sangre y reducen el nivel de triglicéridos en el plasma sanguíneo. Uno de los problemas de comer carne es que las grasas animales espesan la sangre. El pescado es una fuente de alimento mucho más sana. A partir de mi experiencia he confirmado que quienes comen pescado tienen el intestino mucho mejor que aquellos que comen carne. Rara vez se encuentra diverticulitis en la gente que come pescado. Las heces y sustancias tóxicas tienden a acumularse en un divertículo y si no se hace nada al respecto puede provocar pólipos en el colon o cáncer. Sin embargo, el pescado presenta un problema: la contaminación marina que pasa a los peces. Los pescados de gran tamaño, como el atún, contienen elevados niveles de mercurio y su consumo en exceso puede acarrear alteraciones del sistema nervioso. En el mundo marino el pez grande se come al pez mediano que, a su vez, se come al pez pequeño, por eso el pescado de gran tamaño acumula mayor concentración de mercurio.

Pescado pequeño y soya, una mina de colágeno

Hay alimentos que son fuentes ricas en los aminoácidos que son la base del colágeno. El beneficio del colágeno no se limita sólo a la salud de la piel. Los huesos, las articulaciones, los músculos, los tendones, los vasos sanguíneos y otros tejidos corporales que están compuestos de calcio. El calcio es conocido por ser el material del que están compuestos los huesos. Si se compara un hueso con un edificio, el calcio es como una pared de hormigón. Sin colágeno, que se podría equiparar al armazón de hierro de un edificio, no existirían los huesos. Los ligamentos y los tendones están hechos principalmente de colágeno. La epidermis y las paredes interiores de los vasos sanguíneos también están hechas de colágeno. El 30 por ciento de todas las proteínas que componen el cuerpo humano son colágeno. Se recomienda consumir pescado pequeño como fuente de colágeno ya que la calidad del colágeno que se encuentra en sus escamas es muy alta. Hay quien afirma que el colágeno es un tipo de proteína y que por eso se deshace en aminoácidos y deja de ser colágeno. Sin embargo, no es un aminoácido esencial y, por tanto, puede ser sintetizado dentro del cuerpo. Nada menos que el 30 por ciento del cuerpo humano está compuesto de proteínas, por eso yo recomiendo que se consuma un aporte adicional de colágeno. Una de las razones por las que recomiendo la soya es porque contiene aminoácidos como la glicina y la prolina, que son componentes principales del colágeno. Hoy en día se comercializan suplementos de colágeno extraídos de escamas de pescado, pero es mejor obtenerlos de los pescados pequeños y de la soya.

- La ingesta excesiva de proteínas deteriora el funcionamiento intestinal (barómetro de la salud intestinal).
- Se recomienda arroz integral con soya como fuente de proteínas.
- La soya y el pescado pequeño son fuentes de colágeno, un elemento necesario para la belleza de la piel.

9

Los intestinos sanos generan células sanas

Puesto que tener unos intestinos sanos es esencial para la salud humana, muchas de mis recomendaciones se centran en llevar un modo de vida que adopte ciertas prácticas para mantenerlos limpios y en buen funcionamiento.

Mucha gente sufre de estreñimiento crónico. Aquellos que no han mejorado sus hábitos dietéticos inevitablemente tienen problemas para ir al baño. Hay personas que no van al baño durante varios días y otros que hacen deposiciones duras, tienen diarreas o un volumen irregular de heces.

No sólo es necesario ir al baño una vez al día. También se tienen que comprobar los siguientes puntos:

1. Consistencia de las heces. No deberían ser demasiado duras ni demasiado blandas (lo ideal es que tengan la forma de un plátano).
2. Cantidad. El volumen de las heces debería ir en relación con el volumen de alimentos consumidos el día anterior. Si es demasiado poco, puedes estar estreñido.
3. Olor. Si tienen un olor nauseabundo, significa que tu intestino está en mal estado. Si sigues teniendo flatulencias después de ir al baño, significa que quedan heces en la parte alta del intestino grueso.
4. Si tienes una sensación de evacuación incompleta, significa que estás estreñido.

Una evacuación sana no presenta ninguno de estos problemas y las heces son poco olorosas y tienen forma de plátano. Variarán en función de tu estado físico y el nerviosismo también influye, pero si cumples alguno de los puntos anteriores es que tienes estreñimiento. Eso no hará que enfermes de inmediato pero con tal estado físico no puedes esperar una desintoxicación celular eficiente. El estreñimiento probablemente acabará derivando en fatiga crónica, cansancio o frustración. Tu dieta diaria es lo que causa el estreñimiento.

Enema de café para limpiar los intestinos

Aquellos que sufren estreñimiento o que padecen hinchazón de extremidades pueden plantearse una limpieza intestinal. Eso significa limpiar el colon con el enema de café que he estado recomendando a mis pacientes durante muchos años.

El enema de café es un método de limpieza intestinal creado por el médico alemán Max Gerson en 1920 para evacuar las heces remanentes en la parte más baja del intestino grueso. Tarda sólo un cuarto de hora incluyendo la preparación.

- En un mismo recipiente mezcla la solución de café con tres vasos de agua a temperatura corporal.
- Coloca el dispositivo o bolsa a una cierta altura e introduce la punta del aplicador en el ano (unos 2.5 centímetros).
- Abre el cierre o la llave del aplicador para dejar que el enema de café entre en el intestino.
- Cuando la bolsa esté vacía, evacúa tus intestinos.

La solución de café se hace con granos de café orgánico y sin productos químicos que pueden causar diarrea. No queda dentro de los intestinos después de la evacuación. Las heces remanentes serán evacuadas y te sentirás aliviado. No crea adicción. El estreñimiento, que es la causa de tu incomodidad, desaparecerá.

Generalmente se utiliza la glicerina en los enemas para provocar movimientos peristálticos del intestino, aunque no debería usarse con demasiada frecuencia porque puede dañar las funciones intestinales naturales y crear dependencia. La gente que ahora depende de laxantes puede pasarse al enema de café y así incrementará las bacterias intestinales buenas al tiempo que restaura los movimientos peristálticos.

El enema de café ayuda a la función del hígado

¿Por qué se usa el café en el enema? En 1920, cuando se desarrolló el uso del enema de café, O. A. Mayor y Martin Hubner, dos doctores de la Universidad de Gotinga, en Alemania, investigaron y confirmaron que la cafeína presente en el café dilata el conducto biliar para que fluya más fácilmente la bilis y ayude al funcionamiento del hígado. El hígado es el mayor órgano de nuestro cuerpo y deshace toxinas generadas por los desechos de nuestro intestino. Beber café no será tan eficaz. La calidad del café que se usa es importante. El café instantáneo que se comercializa no funciona. Para obtener el máximo beneficio hay que usar una solución de café que provenga de café orgánico de buena calidad. El doctor Max Gerson (1881-1959) fue el pionero del uso del café como tratamiento alternativo para el cáncer. Tras haberse confirmado en 1980 que un componente activo del café ayuda a deshacer las toxinas de la sangre, muchos profesionales de la salud empezaron a incorporar el enema de café en sus prácticas.

Método para limpiar el colon

Para mis pacientes y para mí mismo he desarrollado un enema de café mejorado. Han pasado ochenta años desde que el doctor Gerson creó el enema de café y el medio ambiente y nuestros hábitos dietéticos han cambiado. El número de alimentos que contaminan nuestros intestinos va en aumento. Durante cuarenta años he estado observando a través de mi endoscopio el efecto de una dieta cada vez más tóxica en nuestros intestinos, por eso he creado el enema de café Shinya, que añade bacterias de ácido láctico y oligosacáridos para facilitar la limpieza del colon, así como enzimas y sal marina rica en minerales. En este enema se usa sólo café orgánico de la mejor calidad. Por supuesto, es crucial utilizar el agua adecuada para la solución. Puedes usar agua purificada de la que se comercializa embotellada, aunque es necesario que esté a temperatura corporal.

Hay clínicas que ofrecen limpiezas de colon mediante máquinas, pero no lo recomiendo porque éstas pueden elevar la presión dentro del colon y dañar las paredes del intestino grueso o agravar la inflamación de la mucosa diverticular. Asimismo, limpian el colon repetidamente y hay peligro de que se purguen los minerales presentes en éste.

No estoy diciendo que pueda mejorar tu salud únicamente limpiando el colon. El enema de café es una manera eficaz y segura de eliminar el impacto causado por el consumo de alimentos tóxicos.

Uso de hierbas para una vida ajetreada

Mientras estudiaba diferentes hierbas me di cuenta de que los pétalos de flores contienen sustancias que son eficaces para limpiar los intestinos. Para ser más exacto, los capullos de flores son más eficaces antes de abrirse, cuando su fuerza vital está en su punto álgido. La combinación del enema de café con estas hierbas mejorará la limpieza de los intestinos. La flor del melocotonero es conocida por sus efectos sobre la hinchazón, el estreñimiento y los dolores menstruales; la flor del naranjo facilita el tránsito intestinal; la madreselva japonesa tiene un efecto diurético y ayuda al movimiento peristáltico de los intestinos; el cártamo tibetano reduce la sensibilidad y el frío y ayuda con los problemas de la menopausia; un tipo de zanahoria reduce el colesterol y los triglicéridos y ajusta el sistema nervioso autónomo. Estos capullos de flores son una mina de fitoquímicos. La medicina china es famosa por combinar diferentes hierbas para maximizar su efecto, pero el problema que tiene eso es el sabor. Yo las he combinado con café en una bebida. El sabor del café neutraliza el sabor amargo de estas hierbas. Se puede tomar diariamente o se puede sustituir por el enema de café cuando no se tiene tiempo.

El masaje, un excelente sistema de desintoxicación

He hablado ya del ayuno matinal, del enema de café y de las hierbas (capullos de flores combinados con café). Para facilitar la limpieza de los intestinos es útil disponer de varias opciones y combinarlas eficazmente en función de nuestro estado físico. Me gustaría hablar de otra acción: el masaje intestinal. El método fue creado por Yasue Isazawa, un aromaterapeuta. Lo llamaré método MI (masaje intestinal). Te llevará sólo entre cinco y diez minutos. Tiene efectos muy positivos y es fácil de aplicar.

Calentamiento

1. Acuéstate boca arriba y relájate.
2. Respira por la nariz y dilata el abdomen.
3. Espira por la boca y baja el abdomen.
4. Repite el ejercicio unas 10 veces.

Masaje del intestino grueso

1. Levanta las rodillas y lleva las dos piernas al lado derecho.
2. Masajea lentamente el lado izquierdo del abdomen (la parte más baja del intestino grueso, donde tienden a acumularse las heces) 10 veces con la mano izquierda.
3. Repite tres o cuatro series de 10.

Masaje del intestino delgado

1. Coloca los dedos (pulgar, índice y anular) de ambas manos unos dos centímetros por encima del ombligo.
2. Desliza los dedos hacia abajo y repite el masaje alrededor del ombligo.

3. Repite tres series. Concéntrate en la zona en la que sientes dolor.

Es fácil de practicar. Puedes combinar la toma de hierbas seguida de masajes o masajes seguidos de un edema de café, etcétera.

Un cambio en la dieta puede ayudar a aliviar la depresión

La gente que sufre de depresión a menudo toma antidepresivos o somníferos, y los intestinos de las personas que toman ese tipo de medicamentos presentan un aspecto oscuro debido a los pigmentos. Además, los que padecen depresión suelen tener diarrea o estreñimiento. Si no combinamos una buena dieta, un buen descanso y una buena evacuación, sufriremos naturalmente trastornos emocionales y mentales. Recuerda la expresión: «Somos lo que comemos». Es decir, el contenido de lo que comemos determinará la calidad de nuestras células y éstas forman nuestros intestinos, cerebro, músculos, nervios y órganos. La comida que es mala para tus intestinos no puede ser buena para tus células, tu cerebro o tus nervios. Me parece que lo lógico es empezar el tratamiento contra la depresión analizando el estado de tus intestinos. Cuando te sientas frustrado, inquieto o deprimido te aconsejo que eches un vistazo a tu dieta y que controles tu funcionamiento gastrointestinal. Es más conveniente mejorar la dieta y limpiar los desechos de los intestinos y células que recurrir a medicamentos.

Inmunidad intestinal

Por inmunidad entendemos los mecanismos de defensa del cuerpo contra bacterias y elementos extraños que tratan de atacarlo. Es nuestra resistencia a las enfermedades. Una de nuestras funciones de defensa más potentes se encuentra en nuestros intestinos. Alrededor del 60-70 por ciento de nuestras células inmunológicas se concentran en las placas de Peyer, en nuestro intestino delgado, que son un órgano cuyo papel consiste en absorber nutrientes de los alimentos que ingerimos; alimentos que a su vez son absorbidos por numerosas vellosidades que llenan las paredes del intestino delgado. En estas vellosidades hay incontables espacios en los que se apiñan las células inmunológicas: ésas son las placas de Peyer. En otras palabras, si el intestino no está limpio, la función de esas células inmunológicas (a las que nos referimos generalmente como inmunidad intestinal) se verá alterada, así como la resistencia de todo el cuerpo. Para incrementar nuestro poder inmunológico es necesario seguir una dieta que no contamine nuestros intestinos y emplear métodos de desintoxicación como el Ayuno Shinya. La mayoría de las enfermedades pueden evitarse sin recurrir a medicamentos, sólo con mantener limpios los intestinos.

- La limpieza intestinal es indispensable para la salud de las células.
- El ayuno matinal con agua y frutas (el breve ayuno) es el método más sencillo de desintoxicación.
- El enema de café Shinya es recomendable para el estreñimiento agudo o la hinchazón.
- Un simple masaje intestinal propicia la actividad inmunológico.

Respirar profundamente revigoriza las células

Absorbemos oxígeno cuando respiramos a través de los pulmones y enviamos el oxígeno a todas las células del cuerpo a través de los vasos sanguíneos. Los nutrientes de los alimentos son también transportados a nuestras células, donde las mitocondrias los transforman en energía (ATP), pero con independencia de la cantidad de nutrientes que haya, no puede generarse ninguna energía en las células a menos que se obtenga un adecuado suministro de oxígeno. Puede parecerte que eso no es un problema, ya que siempre estamos respirando. Sin embargo, el nivel de las células de nuestro metabolismo varía dependiendo de cómo respiramos.

Busca un lugar cómodo para sentarte. Respira normalmente durante unos segundos y después:

- Respira por la nariz, hinchando el abdomen con cada inspiración.
- Mantén la respiración durante unos segundos.
- Espira lentamente, durante unos cinco segundos, para sentirte relajado.
- Repite cinco o seis ciclos de respiraciones.

Quienes llevan una práctica zen emplean una técnica de respiración similar. Fomenta el rejuvenecimiento de la mente y el cuerpo al enviar abundante oxígeno a las células. Al tomar más oxígeno se aprovechan eficazmente los nutrientes sin acumular desechos en las células. Al estimular el diafragma, localizado entre los pulmones y los intestinos, mejora la actividad peristáltica de los intestinos. Cuando estamos frustrados o enfadados nuestra respiración se vuelve poco profunda y eso causa un déficit de oxígeno que afecta a nuestras células y nuestro metabolismo, lo que acarrea problemas con la digestión y la absorción. Respira profundamente siempre y, cuando sea posible, dedica cinco minutos a practicar la respiración abdominal. La respiración profunda aumenta tu poder inmunológico innato.

Respirar por la boca desencadena infecciones contagiosas

Un punto importante que hay que recordar es practicar la respiración por la nariz más que por la boca. Hay una diferencia, ya que las ventanas de la nariz están recubiertas de incontables pelos y de mucosas, filtros que evitan la invasión de virus, bacterias y polvo. Respiramos el aire y lo enviamos a los pulmones después de filtrarlo a través de la nariz. Las células que forman la mucosa tienen numerosos sensores que atrapan los cuerpos extraños.

Cáncer

Tener cáncer no es sólo una experiencia negativa, sino que nos da la oportunidad de revisar nuestro estilo de vida y emprender cambios para llevar una vida más sana con el objetivo de evitar su reaparición.

El propósito principal de mi trabajo es enseñar a evitar la enfermedad. Prefiero con mucho ayudar a prevenir el cáncer que tratar de curarlo. Sin embargo me he encontrado muchos casos de gente que ya está enferma y el número de personas que ha desarrollado cáncer no deja de crecer. Siempre es mejor prevenirlo, claro, pero si te enfrentas a un diagnóstico de cáncer, ¿qué deberías hacer? Los tres tratamientos principales prescritos por los médicos siguen siendo cirugía, quimioterapia y radioterapia. A pesar de estas medidas, no obstante, se producen a veces metástasis y recidivas. Cuando se eliminan las células cancerígenas no hay garantía de que no se reproduzcan. Los tratamientos de quimioterapia y radioterapia tienen efectos secundarios como caída del cabello, inflamación de la piel, vómitos y sensación de fatiga extrema. Algunos cánceres como el de colon o el de mama presentan elevados índices de supervivencia si se detectan en una fase temprana. La detección temprana y el tratamiento no son, sin embargo, la solución definitiva y uno puede seguir siendo propenso a la recidiva.

No obstante, la medicina alternativa ofrece tratamientos que favorecen la remisión del cáncer. Un tratamiento interesante es la administración por vía intravenosa de vitamina C en grandes dosis. Este método fue creado por el dos veces ganador del Premio Nobel Linus Pauling. Al principio el método no contó con una aceptación unánime, pero en 2005 la National Institution of Health publicó un informe en el que le daba su apoyo. Según la tesis de Pauling, la vitamina C administrada por vía intravenosa se convertirá en peróxido de hidrógeno, que ataca a las células cancerígenas. El peróxido de hidrógeno es un tipo de radical libre inofensivo para las células normales y, a diferencia de las radiaciones y de la quimioterapia, no envenena el cuerpo. El doctor Pauling creó el Molecule Nutrition Study («Estudio de nutrición molecular») y es conocido como uno de los pioneros en defender la medicina natural no dependiente de la química.

Árbol de hoja perenne con un potente efecto anticáncer

Lo interesante de la terapia intravenosa de vitamina C mencionada antes es que dicha vitamina, cuando se proporciona en grandes cantidades, se convierte en un radical libre. Puede parecer chocante, pero los radicales libres por sí mismos no son dañinos y funcionan como parte de nuestro mecanismo inmunológico.

Cuando el número de radicales libres aumenta excesivamente se vuelve perjudicial. La vitamina C que se ha transformado en un radical libre (peróxido de hidrógeno) atacará sólo a las células cancerígenas. Un nutriente que es necesario para la salud de nuestro cuerpo se convierte en nuestro defensor y ataca a las células malignas. Hay investigaciones en curso con otras sustancias, además de la vitamina C, para encontrar aliados en nuestro esfuerzo de debilitar las células cancerígenas o acabar con ellas. Entre estas sustancias se hallan numerosos fitoquímicos. Un árbol de hoja perenne de la provincia de Yunan, en China, produce una sustancia que me tiene intrigado. Muchas organizaciones nacionales están estudiando sus potentes propiedades anticancerígenas. Similar a la vitamina C concentrada, selecciona y ataca específicamente a las células cancerígenas. Además, puede inducir la apoptosis en las células, lo cual les impide dividirse y se convierten en presa de fagocitos como los macrófagos. Una sustancia producida por este árbol también tiene la capacidad de informar a los macrófagos de que las células cancerígenas no son células normales, sino cuerpos extraños. Los macrófagos están especializados en devorar elementos invasores extraños como virus o bacterias pero, cuando se alimentan con el extracto de este árbol, reconocen las células cancerígenas como invasores, aunque las células hubieran sido normales en el pasado. Estas sustancias naturales anticancerígenas tienen también la propiedad de mejorar las funciones antienvejecimiento del cuerpo y de reforzar nuestro poder inmunológico innato.

10

Guía práctica para aumentar tu poder inmunológico innato

Tres pasos para aumentar tu poder inmunológico

Para rejuvenecer las células y conducir tu cuerpo y tu mente hacia una vida sana se recomiendan los tres métodos siguientes.

1. Breve ayuno Shinya

La base para aumentar el poder inmunológico es provocar la desintoxicación intracelular mediante el ayuno. Recomiendo el breve ayuno Shinya. Aquí está el método para llevarlo a cabo:

1. Termina de cenar no más tarde de las 19:00 h (lo ideal es a las 18:00 h).
2. Al despertarte, bebe de dos a tres vasos de agua.
3. En lugar del desayuno, toma algo de fruta. Se recomienda también un jugo de enzimas de manzanas, col, jugo de zanahoria, etcétera.
4. Bebe entre dos y tres vasos de agua antes de la comida.

Es importante no consumir en toda la mañana ningún alimento calentado o cocinado. Toma agua también antes de la cena. Se recomienda un consumo diario de seis a ocho vasos de agua.

Aprende a disfrutar de la sensación de sentirte hambriento. Ése es un indicador de que se pone en marcha la desintoxicación intracelular.

2. Desintoxicación intestinal

Practica la desintoxicación intestinal para lograr mayores efectos. La desintoxicación de los desechos, basuras y sustancias peligrosas que quedan en los intestinos provocará una desintoxicación intracelular que revitalizará el funcionamiento de las células. Se recomiendan los siguientes tres métodos:

1. Enema de café o enema de café con capullos de flores.
2. Bebida de café con capullos de flores. Existen cápsulas de café con capullos de flores para gente que no tiene mucho tiempo.
3. Masajes intestinales de cinco a diez minutos por día.

3. *Método de salud basado en la dieta Shinya*

Además del ayuno y la desintoxicación intestinal, se recomienda seguir una dieta basada en cereales integrales y legumbres.

Come un 85 por ciento de alimentos de origen vegetal y un 15 por ciento de alimentos de origen animal. Reduce el consumo de carne y aumenta el de verduras (incluyendo el arroz) y frutas hasta que alcancen un 85 por ciento de tu ingesta.

Come alimentos fermentados y setas. La soya fermentada, los encurtidos y las setas aumentarán tu poder inmunológico.

Además de los tres puntos arriba señalados, trata de practicar la respiración profunda a través de la nariz. Asimismo, mantente en contacto con la naturaleza: da paseos, cultiva alguna planta, ocúpate del jardín, etcétera, para elevar tu poder inmunológico innato.

Recuerda que la mayor parte de nuestro poder inmunológico empieza en nuestros intestinos y que tu salud está basada en la vitalidad de las células.

Practica estos tres puntos para construir un cuerpo que no se enferme.

11

El plan de belleza Shinya y tu peso natural

Tener una buena salud es hermoso. El régimen de belleza que recomiendo incluye el *Bioenzima Shinya* que ya he descrito. Si sigues diligentemente la dieta y el método de salud que propongo, no necesitarás ninguna otra dieta especial para ponerte en forma, porque tus comidas diarias rejuvenecerán continuamente tus células y limpiarán tu intestino. Tu piel será más suave y firme y recuperarás un peso sano.

Aquellas personas que quieran experimentar mejoras en poco tiempo sin estresar su cuerpo deberían seguir estas reglas:

1. Beber cada día entre 1.5 y 2 litros (de seis a ocho vasos) de agua de buena calidad.

2. Evacuar entre una y tres veces por día.
3. Incluir con determinación alimentos crudos en la dieta para un constante aporte de enzimas.

Para simplificar, las tres claves del régimen de belleza Shinya son:
1. Agua.
2. Eliminación natural.
3. Enzimas alimentarias.

Agua

El primer elemento esencial es el agua. Es el componente más importante del *Bioenzima Shinya* porque beber una gran cantidad de agua es un régimen de salud y belleza fácil que casi todos pueden practicar. No creo que se reconozca la importancia que tiene el agua en la salud y en la belleza. Entre los muchos regímenes de belleza y métodos dietéticos que existen, sólo unos pocos incluyen en su lista de elementos clave el agua de calidad. La idea de que uno puede estar sano o parecer más joven sólo bebiendo agua puede parecer demasiado simple para ser cierta. Para comprender la veracidad de esta afirmación será necesario explicar la importancia del agua.

Sobra decir que el agua es indispensable para mantenernos vivos y que entre 60 y el 70 por ciento de nuestro cuerpo está compuesto por este líquido. ¿Dónde se almacena? La respuesta es obvia si piensas en lo que constituye nuestro cuerpo. Se almacena en nuestras células. Nuestro cuerpo está formado por la increíble cifra de 60 billones de células, que son principalmente agua. Además del agua de nuestras células, nuestro fluido intracelular, hay agua que fluye en nuestros órganos circulatorios como la sangre y los fluidos linfáticos. Se alude a ellos como fluidos extracelulares. Las células y los órganos circulatorios son metabolizados diariamente con agua, en la que se descomponen y excretan los productos de desecho y las toxinas. Excretar los desechos y las toxinas es lo más importante para llevar a cabo con éxito una dieta de salud y belleza.

Generalmente, un adulto puede perder 2.5 litros (10.5 vasos) de agua a diario entre la orina y el sudor, por eso se producirá una deficiencia de agua en el sistema a menos que se tome como mínimo la misma cantidad de agua perdida. Si tenemos en cuenta que el agua contenida en los alimentos equivale a cuatro vasos, deberemos proporcionarle al cuerpo un mínimo de seis vasos de agua. Cuando hace calor en verano o en los días en los que hacemos más ejercicio necesitaremos más cantidad de agua. Deberíamos tratar de beber entre seis y ocho vasos de agua para tener una pequeña reserva. Si no eres capaz de beber mucha agua podría significar que sufres una deficiencia crónica de agua. Las células que componen el cuerpo, la sangre y la linfa se metabolizan por medio del agua que tomamos. Por lo tanto, tomar más agua te ayudará a mantener la piel fresca y joven y las células activas. Naturalmente es importante que el agua sea de buena calidad, como ya hemos señalado. Insto a la gente a que comprenda el sentido de agua buena que voy a explicar y a que ponga dicho conocimiento en práctica.

Ahora que sabemos que es importante obtener un buen aporte de agua, y no sólo como bebida, ¿qué tipo de agua deberíamos beber? Mucha agua del grifo contiene gran cantidad de cloro, usado para la potabilización, así como otras sustancias peligrosas llamadas trihalometanos, que son sustancias cancerígenas generadas durante el proceso de potabilización. Se le añaden al agua estos elementos con el objetivo de cumplir los estándares de seguridad del gobierno, pero difícilmente puede un agua así ser adecuada para nutrir las células de nuestro cuerpo.

En función de dónde vivas, quizás sea mejor instalar un purificador de agua para eliminar el cloro y las sustancias peligrosas, de modo que puedas beber un agua más parecida a la natural. Algunos purificadores de agua están concebidos no sólo para eliminar las sustancias tóxicas sino también para liberar minerales naturales de un depósito. El agua natural contiene una gran cantidad de minerales del suelo y de las piedras, puesto que viaja desde su fuente a través de las corrientes del subsuelo hasta la superficie de la tierra. Tu estado físico mejorará si cambias tus hábitos de beber té, café, bebidas carbonatadas, etcétera, por el agua de calidad.

Respecto a la cantidad de agua que hay que beber, recomiendo entre 1.5 y 2 litros (de seis a ocho vasos) por día. Yo bebo entre 500 y 750 ml (dos a tres vasos) cada mañana, tarde y noche. Básicamente bebo agua inmediatamente después de levantarme y una hora antes de la comida y de la cena. Además, deberías beber con frecuencia en función del clima, de la cantidad de ejercicio, de tu estado físico, etcétera. Recuerda, trata de no beber agua helada, ni tampoco otras bebidas frías o helados, porque el frío bajará la temperatura de tu cuerpo y reducirá la actividad celular y, como consecuencia, se producirá un descenso de tu inmunidad y una predisposición del cuerpo a la enfermedad. Bebe agua a temperatura ambiente. Tómate tu tiempo para beber y cuando notes que el agua ha llegado a los intestinos come algo de fruta. Explicaré más adelante por qué sugiero comer fruta en ese momento.

Cómo eliminar la basura del intestino

Después de que te acostumbres a beber agua de calidad quiero que seas consciente de lo que yo llamo evacuar de manera natural. Muchos de los que van al baño una vez al día pueden aun así sentir molestias por heces duras o excretar un volumen pequeño. Este problema no se suele tomar en serio, pero el estreñimiento es una de las principales causas del daño intestinal. Algunos médicos no miran el estreñimiento como un trastorno a menos que presente síntomas graves, porque mucha gente no comprende del todo bien lo que ocurre dentro de ellos cuando se acumulan heces.

Las heces acumuladas en el intestino son, dicho llanamente, basura. Si en verano dejas la basura apilada afuera, puede descomponerse y emitir mal olor. Lo mismo se puede aplicar a los intestinos. Se generan sustancias peligrosas como sulfuro de hidrógeno, fenol, escatol, indol, amoniaco o metano y los intestinos se llenan de gases de olor muy fuerte. Como consecuencia de ello se propagarán las bacterias malas y más tarde se producirá un deterioro intestinal. También se generarán radicales libres de oxígeno. Estas sustancias peligrosas serán absorbidas por el torrente sanguíneo y llevadas a las células de todo el cuerpo. De este modo, cuando los intestinos se deterioran, el fluido corporal se contamina y las células mismas resultan dañadas.

Por eso, cuando el estreñimiento persiste, la piel se reseca y pierde firmeza y brillo. Las toxinas generadas por los desechos de los intestinos tendrán efectos negativos sobre las células del cuerpo. Asimismo, la interrupción del flujo de oxígeno en la sangre puede causar fatiga crónica, rigidez de hombros, dolores de espalda, dolores de cabeza y espasmos menstruales.

Si los intestinos se deterioran por efecto del estreñimiento, se incrementará el riesgo de aparición de enfermedades del colon como pólipos, cáncer y colitis ulcerosa o enfermedad de Crohn. Por otra parte, un colon limpio derivará en un rejuvenecimiento de las células, pues es fundamental para la salud y la belleza. Se suele denominar proceso de desintoxicación a la eliminación de los desechos y sustancias tóxicas del cuerpo. Sudar a causa del ejercicio o en un baño de vapor o sauna es bueno, pero es mucho más eficaz para la desintoxicación mejorar la calidad de las deposiciones. Hay quien dice que se siente bien aunque no vaya al baño durante algunos días, pero deberían darse cuenta de que acumular desechos en el intestino les está privando de juventud y en algunos casos está acortando su esperanza de vida. Una buena evacuación es incluso más importante para la salud que una buena nutrición.

Métodos para una mejor evacuación

Seguir una dieta como el *Bioenzima Shinya* es el primer paso para mejorar la evacuación. La práctica más importante de la dieta es reducir al mínimo posible la ingesta de alimentos de origen animal (carne, leche y productos lácteos), que son malos para la digestión y, en su lugar, tomar cereales no refinados, que son ricos en fibras dietéticas, y verduras, incluidas las algas marinas. Se recomienda específicamente el arroz integral, las algas marinas, como el *kelp* y el *agar*, y tubérculos como el ñame. Si preparas una comida al estilo japonés, con arroz, sopa de *miso* y alimentos cocidos, la ingesta de fibras dietéticas será muy completa; por el contrario, ésta se reducirá significativamente con una comida que contenga mucha carne y grasas. Es también importante comer una gran cantidad de alimentos crudos, que son ricos en enzimas. Estos alimentos incluyen frutas frescas, verduras crudas y alimentos fermentados, que contribuyen a la generación de enzimas en el cuerpo, a una buena evacuación y a un funcionamiento intestinal estable.

Si sigues esta dieta por primera vez, podrías comenzar cambiando simplemente tu alimento básico por arroz integral. Si combinas esa dieta con una cantidad de agua suficiente, tus intestinos funcionarán mejor y se facilitará también tu evacuación. Es fácil decir que hay que mejorar los hábitos de comida, pero es posible que no seas capaz de mejorar tu dieta tanto como quisieras. Para aquellos que trabajan fuera de casa y que a veces tienen que comer fuera, hay que recordar que masticar bien y comer lentamente es muy importante. Aunque intentes tener cuidado con dónde comes y lo que pides, muchas veces puedes terminar, por las prisas, comiendo carne grasa sin masticarla suficientemente. De este modo, aunque sepas que es un buen método, puede que no te funcione el régimen. En ese caso te sugeriría el enema de café, que puede mejorar el intestino en poco tiempo. Me he aplicado el enema de café durante más de treinta años. Tengo más de 70 años y creo que el enema de café, unido a mi dieta, me ha mantenido activo y trabajando como médico en dos países, yendo y viniendo de Nueva York a Tokio. Tengo también una piel más elástica que muchos jóvenes.

Alimentos vivos (alimentos crudos)

He explicado ya el régimen de belleza y el método dietético al estilo Shinya con estas palabras clave: agua buena y una evacuación adecuada. Ahora hablaré del aporte extra de enzimas, que es la otra clave. Las frutas y verduras crudas constituyen un rico aporte de enzimas, que son la fuente de la energía vital. Mucha gente empieza a fijarse en alimentos y dietas que contienen ingredientes crudos, llenos de «enzimas de alimentos vivos». El movimiento crudivegano, que aboga por ingerir sólo alimentos crudos, se desarrolló en Estados Unidos, el mejor lugar para la ciencia de la nutrición basada en las enzimas.

Una forma fácil de introducir alimentos crudos en tu dieta es comer bastante fruta por la mañana, tomar jugo de verduras y frutas frescas preparado en licuadora, comer ensalada fresca antes de las comidas y masticarlo todo bien. Todas son maneras eficaces de obtener un suplemento de enzimas. Recomiendo comer frutas de temporada, si es posible, y beber agua de buena calidad una hora antes del desayuno, la comida o la cena, seguida de la ingesta de frutas treinta minutos antes de las comidas. De este modo el trabajo intestinal se revigorizará y se facilitará la evacuación. Si tomas carbohidratos (fructosa) antes de la comida, no te apetecerá comer demasiado.

Comer fruta después de la comida comporta un exceso de carbohidratos que provocará un aumento de peso, por lo cual yo no lo recomiendo. Es mejor comer fruta a menudo durante el día. Los que tienen problemas de sobrealimentación pueden cambiar los tentempiés

como bollería o pastelería por frutas. Cambiar los primeros, que contienen mucha azúcar refinada y productos
lácteos, por fruta conllevará una mejora en la constitución
corporal. En Estados Unidos hay mucha gente obesa porque comen muchos alimentos de origen animal, comida
rápida, grasas artificiales, etcétera. Si tienes sobrepeso u
obesidad, notarás mejoría con sólo incrementar la ingesta de frutas o verduras crudas; esto mejorará tu intestino
y te proporcionará una dieta más natural. Una mejor
circulación de la sangre mejorará la piel y aliviará los
síntomas de alergias.

Muchas frutas y verduras que se encuentran hoy en
nuestros mercados tienen una fuerza vital muy inferior
a la de aquellas que se producían en el pasado. La cantidad de vitaminas y minerales de esos alimentos se ha
reducido drásticamente cuando lo comparamos con el
mismo alimento producido cincuenta años antes. Esto
supone que la fuerza vital del producto ha bajado igualmente. Cuando se reduce la cantidad de vitaminas,
minerales y coenzimas (agentes que ayudan al trabajo
de las enzimas) resulta improbable que las enzimas
esenciales funcionen activamente, y si no lo hacen la
vitalidad de los productos será también más baja. Qui-
zá por eso una dieta que contenga sólo alimentos crudos (frutas y verduras) parece no ser suficiente para
aumentar la vitalidad. Soy consciente de la importancia

de complementar los alimentos crudos y las enzimas, y por eso he mencionado con respeto el enfoque crudivegano desarrollado en Estados Unidos, pero también soy consciente de las limitaciones de una dieta estricta de comida cruda.

Aporte adicional de enzimas y coenzimas

¿Qué podemos hacer para luchar contra la escasez de energía o la disminución del poder vital de las verduras y frutas que se comercializan hoy? Creo que deberíamos centrarnos en tomar suplementos de buena calidad. Con el suplemento de vitaminas, minerales y enzimas, que ya no se encuentran en frutas y verduras, no sólo seremos capaces de mejorar nuestra salud, sino también de aumentar nuestra energía vital. Hay que tomar suplementos enzimáticos para ayudar a las enzimas digestivas del cuerpo, y multivitaminas y multiminerales, que contienen la cantidad necesaria de componentes en buen equilibrio, antes o después de las comidas.

Quienes trabajan a tiempo completo tienden a comer de manera irregular. Seguir el *Bioenzima Shinya*, el enema de café y tomar suplementos de buena calidad hará que incluso los que trabajan mucho y no son capaces de comer con la regularidad y el cuidado que desearían pueden estar sanos y sentirse menos cansados. Con el refuerzo del metabolismo se experimentará un rejuvenecimiento y un mejor tono de la piel. Las vitaminas que necesita nuestro cuerpo son: A, B1, B2, B6, B12, C, D, E y K. En cuanto a minerales, necesitamos calcio, magnesio, fósforo, hierro, zinc y selenio, por nombrar unos pocos. Estas vitaminas y minerales se necesitan en pequeñas cantidades cuando lo comparamos con la cantidad requerida de los tres nutrientes principales: carbohidratos, proteínas y grasas. Sin embargo, vitaminas y minerales son componentes que contribuyen a las funciones de las enzimas (son coenzimas) y por eso cuando faltan se ven amenazadas funciones vitales como la digestión, la absorción, la metabolización y la excreción. Asimismo, nos volvemos propensos a la irritabilidad, a la inestabilidad emocional y a la apatía. Al existir una carencia en la fuerza vital de las frutas y verduras que comemos cada día, hemos pasado a sufrir una deficiencia crónica de vitaminas y minerales.

Respecto a los tipos de suplementos que deberías buscar, elige mejor aquellos extraídos de componentes naturales en lugar de los que se han producido sintéticamente. Si lo que pretendemos es incrementar nuestra fuerza vital, son preferibles los productos naturales.

Macrobiótica

La dieta macrobiótica es un método de salud «alternativo» que se hizo popular después de la Segunda Guerra Mundial. En Japón, Yukikazu Sakurazawa basó sus ideas sobre la macrobiótica en el trabajo de Sagen Ishizuka, un médico de la era Meiji. La macrobiótica, que tomó como punto de partida las referencias a la dieta tradicional japonesa mencionada en el informe McGovern, se hizo rápidamente popular en Estados Unidos entre 1980 y 1990. Irónicamente, ahora que los estadounidenses han adoptado esta sana tradición japonesa, los japoneses están imitando a los estadounidenses y hoy la macrobiótica está en auge en Japón.

La base de la dieta macrobiótica es el arroz integral, seguido de diversos cereales, harina de trigo integral en combinación con platos de verduras, legumbres, algas marinas. En cambio, evita los alimentos de origen animal como la carne, la leche, los productos lácteos, los huevos o el pescado. La dieta macrobiótica fomenta el consumo de productos locales, basándose en el concepto de que nuestro cuerpo y el medio ambiente son inseparables, y de comer alimentos integrales con la finalidad de obtener la fuerza vital completa del alimento. Todos los alimentos se agrupan en *yin, yang* y camino intermedio, y dependiendo del tipo de cuerpo se elige una combinación individual de alimentos que corresponde a estos tres grupos para alcanzar un equilibrio. En la macrobiótica ese equilibrio entre *yin* y *yang* se considera esencial. En principio se trata de una dieta y un método de salud que se centra en la relación entre la comida y la persona, una práctica consistente en comer y vivir conforme al orden natural, logrando de este modo la salud mental y física. Es comprensible que se haya extendido en Estados Unidos y en Japón como reacción ante el negocio de la agricultura y la dieta occidental.

La diferencia entre el *Bioenzima Shinya* y el método macrobiótico es que el primero hace hincapié en las enzimas y la fuerza vital. Muchas recetas macrobióticas nos recomiendan que los alimentos crudos se preparen estofados o salteados. Esto significa que las enzimas vitales se destruyen en la preparación de la comida. También me preocupa que demasiadas recetas macrobióticas usen grasa. Saltear un poco está muy bien, pero la comida frita, como las croquetas que tan a menudo se ven en la cocina macrobiótica, tiene un efecto negativo en los intestinos. Aunque se utilicen alimentos de buena calidad, en la dieta macrobiótica no se consideran necesarios. Además, no se insiste suficientemente en la importancia de beber agua y de una evacuación adecuada. Hay muchos conceptos que admiro en la dieta macrobiótica, por ejemplo, considerar la comida como vida, pero pienso que no ahonda lo suficiente en su comprensión y por eso no debería aceptarse tal cual.

He comparado dos dietas, la de alimentos crudos y la macrobiótica, con el *Bioenzima Shinya* que recomiendo, pero no es mi intención detenerme en las diferencias. En un sentido amplio, las dos constituyen métodos dietéticos naturales que hacen hincapié en la conexión entre alimentos y cuerpo. Estas dietas contienen muchas sugerencias útiles que podemos incorporar a nuestras comidas diarias.

La dieta baja en carbohidratos

Por otra parte, hay métodos de salud y dietética erróneos: regímenes de belleza y dietas que tienen efectos peligrosos. El denominador común de esos métodos es, para resumir, que están basados en el concepto de reducir la ingesta de hidratos de carbono. El ejemplo más típico es la dieta Atkins, desarrollada por el doctor Robert C. Atkins en Estados Unidos. Esta dieta, en mi opinión, es una dieta de alto riesgo que provoca la oxidación de la sangre y lleva al deterioro de los intestinos. Permite perder peso temporalmente, pero con muchas probabilidades de dañar la salud.

Para entender por qué la eliminación de carbohidratos es peligrosa hay que comprender la función de una hormona llamada insulina que es secretada por el páncreas. Los carbohidratos que tomamos de los alimentos se envían a nuestro torrente sanguíneo desde los intestinos, lo que hace subir la densidad de glucosa en la sangre. La función de la insulina es bajar dichos niveles de glucosa. Si uno consume habitualmente demasiados carbohidratos, el páncreas se fatiga y eso ejerce un impacto sobre la cantidad de insulina que segrega. La diabetes es una enfermedad que se desarrolla a resultas de someter al páncreas a este tipo de estrés. La idea en la que se basan las dietas bajas en carbohidratos es reducir tan drásticamente la ingesta de carbohidratos que la insulina no pueda ser secretada. Además, se pensaba que una vez que no hubiera carbohidratos para convertirlos en energía el cuerpo intentaría deshacer las grasas corporales para generar la energía necesaria. El concepto de este tipo de dieta es que se logrará el adelgazamiento gracias a quemar las grasas almacenadas. Las grasas del cuerpo están almacenadas para una emergencia como el hambre y son difíciles de deshacer para que sirvan como fuente de energía. Las dietas bajas en carbohidratos o carentes de ellos provocan una pseudoemergencia al restringir la toma de carbohidratos. Desgraciadamente, a cambio de descomponer las grasas almacenadas se genera una sustancia llamada cetona que causa la transformación del fluido corporal en ácido. Cuando el fluido del cuerpo es ácido las células se degradan, lo que provoca el deterioro funcional de músculos y órganos. En algunos casos se puede desarrollar una enfermedad llamada cetoacidosis, causada por la oxidación de la sangre.

La dieta baja en insulina, sólo en teoría

Las dietas que restringen los carbohidratos, como la dieta Atkins, presentan otros problemas. Mientras restringen la ingesta de carbohidratos (cereales como el arroz, el pan, la pasta, bollería con azúcar, frutas, verduras, patatas, etcétera) no limitan la cantidad de alimentos de origen animal, que no tienen fibras dietéticas y contienen un alto porcentaje en grasas y calorías, lo que conlleva el riesgo de que se produzca densificación de la sangre y deterioro intestinal. Asimismo, debido a la insuficiencia de oxígeno y nutrientes proporcionados a las células del cuerpo, la energía del metabolismo se ve mermada, lo que provoca el envejecimiento de las células. Está claro que la idea de perder peso reduciendo únicamente la ingesta de carbohidratos, concebida pensando sólo en el problema de la insulina, constituye un concepto miope que no contempla las conexiones orgánicas del cuerpo entero.

Durante miles de años los japoneses han seguido una dieta abundante en carbohidratos, en su mayoría obtenidos de cereales sin refinar, con un mínimo aporte de alimentos de origen animal. Esto es exactamente lo *opuesto* a las dietas bajas en carbohidratos. No ha tenido efectos negativos en la salud de los japoneses. De hecho, la obesidad y la diabetes apenas existían en Japón antes de la Segunda Guerra Mundial. No fue hasta después de que los japoneses adoptaran la dieta occidental y empezaran a consumir excesivas cantidades de alimentos de origen animal cuando aparecieron problemas como la obesidad y el síndrome metabólico o la resistencia a la insulina.

Si lo único que te preocupa es perder peso a cualquier precio, sin tener en cuenta estos hechos innegables, acabarás poniendo en peligro tu salud a cambio de éxitos efímeros.

Lo mismo se aplica a las dietas basadas en el índice glucémico del cuerpo. El índice glucémico, o IG, clasifica los carbohidratos en función de su efecto en los niveles de glucosa en sangre. Según esta dieta, los alimentos con un nivel bajo de IG requieren bajos niveles de secreción de insulina. La idea es que los alimentos bajos en IG no provocarán aumento de peso aunque se consuman en abundancia. Como mencioné antes, el concepto de decidir lo que hay que comer respecto a la cantidad de secreción de insulina es simple y claro, pero al mismo tiempo implica muchos riesgos. Obviamente, el arroz blanco y el pan blanco tienen valores más altos de IG y elevan más el nivel de glucosa que el arroz integral y el pan de cereales variados; por eso el índice IG es una herramienta útil en cierto sentido, pero si te riges sólo por este estándar no tardarás en tener problemas.

Por ejemplo, los alimentos de origen animal como la carne de res y de cerdo tienen valores bajos de IG. La leche y los productos lácteos también. Hemos visto las consecuencias que tiene para los intestinos comer estos alimentos en abundancia. Es mejor optar por una dieta natural que no provocará pesadez en el estómago. Puede ser cierto que si uno consume alimentos con bajo valor de IG se evita la elevación del nivel de glucosa y se puede perder peso y grasa. Sin embargo, esta dieta no tiene en consideración cómo se digiere la comida, cómo es absorbida, convertida en energía y cómo se excretan los desechos. Si somos conscientes del efecto que produce el consumo excesivo de alimentos de origen animal en nuestros intestinos y de los cambios que eso provocará en la salud de las células y de la sangre, nos quedará claro que ésta no es una dieta sana. Más que centrarte estrictamente en un aspecto del metabolismo y marcarte un objetivo limitado de pérdida de peso, adopta el punto de vista de mejorar la salud global de tu cuerpo y tu mente. Estoy convencido de que una dieta basada en cereales sin refinar, legumbres, verduras crudas, agua y desintoxicación intestinal es mucho mejor para rejuvenecer nuestra salud y nuestra fuerza vital. Ésta es la dieta natural, la clave para gozar de energía juvenil y belleza.

La dieta ideal para potenciar la salud, la belleza y el rejuvenecimiento

Es sumamente importante comer semillas y granos enteros sin refinar como el arroz y los cereales integrales. Como alimento básico de tu dieta, serán los cimientos de una buena salud. No los sustituyas por alimentos muertos o arroz blanco, que han sido despojados de la mayoría de los nutrientes, y no elimines los cereales integrales como método para perder peso. Como ya he mencionado en este capítulo, no te dejes engañar por argumentos nutricionales sesgados y parciales: juzga comprendiendo los fundamentos y siguiendo el orden natural.

Empieza el día respirando profundamente y haciendo ejercicios sencillos y luego bebe entre 500 y 700 ml (dos o tres vasos) de agua de buena calidad. A los veinte minutos, cuando el agua llega a los intestinos, come fruta de temporada para complementar las enzimas, vitaminas, minerales y carbohidratos. Treinta o cuarenta minutos más tarde, toma un desayuno sencillo. Mi desayuno no es nada complicado y generalmente consiste en verduras cocinadas, *natto* y *nori* (algas secas). Cualquier mañana en la que no tenga prisa tardo unas dos horas desde que me levanto hasta que me voy a la clínica. Recomiendo esto para quien disponga de tiempo por la mañana: de ese modo empezará el día de una manera sana y con menos estrés, a la vez que aumenta su energía para trabajar. Quienes tienen problemas de sobrealimentación sería conveniente que tomaran una cantidad adecuada de agua y de fruta antes de salir de casa. De ese modo estarán ayunando hasta la hora de comer y se facilitará el efecto de desintoxicación. No es bueno tener prisa, tomar café y no comer nada antes de salir de casa, ya que eso supone estrés para el cuerpo y no está en absoluto en consonancia con el espíritu del ayuno Shinya.

Bebe agua de buena calidad con frecuencia. Yo dedico tiempo a beber lentamente unos 500 a 750 ml (entre dos y tres vasos) de agua una hora antes de la comida y otra antes de la cena. Por otra parte, cuando comes fuera tienes la posibilidad de elegir entre muchos platos que pueden ser malos para tus intestinos. En ese caso es más conveniente que lleves comida de casa a base de arroz integral. No hace falta preparar platos sofisticados. Por supuesto, hay ocasiones en las que tienes que comer fuera. En ese caso trata de evitar las carnes grasas, elige de manera inteligente y ayuda a tu digestión masticando bien. En los casos en los que te apetezca comer carne, toma suplementos enzimáticos antes de la comida para digerir mejor.

Lo importante es no ponerse nervioso por evitar determinados alimentos, sino ser consciente de lo que uno come y del efecto que tendrá en sus intestinos. Fíjate en que lo que comes se digiera adecuadamente y que los desechos sean expulsados. Si estás demasiado preocupado por las cosas que hay que evitar y eres incapaz de escuchar la voz de tu cuerpo, estarás equivocándote de camino. La gente que no sabe identificar la voz de su cuerpo puede, para empezar, tratar de observar la frecuencia con la que va al baño y sus deposiciones.

Aceleradores de belleza

En el régimen de belleza y en el método dietético al estilo Shinya te he dado las tres claves para mejorar tu salud y tu belleza: agua, evacuación y enzimas. Una vez que domines estas tres claves en tus hábitos diarios, puedes querer ir un poco más lejos y tratar de seguir cuidadosamente los aceleradores de belleza y salud.

El ayuno es el primer acelerador

Algunas personas pueden pensar que el propósito de ayunar es reducir peso y grasas del cuerpo absteniéndose de comer, pero ya he dicho que la pérdida de peso no es el resultado más importante del ayuno. El primer objetivo de este tipo de ayuno que recomiendo es eliminar las sustancias tóxicas del cuerpo. Muchos de nosotros comemos demasiado e incluimos alimentos de origen animal en la dieta, con lo que forzamos nuestra digestión. También comemos alimentos procesados y llenos de aditivos e ingerimos considerables cantidades de sustancias químicas peligrosas de las que ni siquiera somos conscientes.

Nuestro sistema digestivo funciona día y noche para transformar y absorber estos alimentos, deshaciendo y eliminando sustancias peligrosas. Si no hacemos nada para ayudar al cuerpo, el proceso de desintoxicación se ralentiza. Si tuvieras que desempeñar tu trabajo sin parar como hacen tus órganos, a los pocos días te habrías agotado y podrías llegar a morir de extenuación. Nuestro cuerpo no deja de trabajar para mantenernos con vida. ¿No crees que deberíamos dar al sistema digestivo un descanso de vez en cuando? Para tu cuerpo, el tiempo en el que no come (el ayuno) es un descanso del trabajo. Durante este periodo de reposo los desechos acumulados en tus intestinos se procesarán de manera natural y los fluidos corporales, la sangre y la linfa se limpiarán, con lo que tu cuerpo y tu mente volverán a un estado más fresco. Ése es el mayor beneficio para la salud que se deriva del ayuno. Desde un punto de vista médico, no recomiendo el ayuno como rechazo completo de alimentos, sino un ayuno modificado como el descrito anteriormente.

Para sacar el máximo partido del ayuno Shinya deberás asegurarte de beber grandes cantidades de agua y de ingerir enzimas vivas. El agua de buena calidad facilita la limpieza de los fluidos corporales y de las células, y las enzimas aportan energía al metabolismo del cuerpo entero.

El ayuno que recomiendo no es un rechazo completo de comida sino un ayuno simple que consiste en tomar agua y fruta fresca que contiene enzimas. El ayuno (la abstinencia de comida) no significa que dejes de comer totalmente. Necesitarás agua, fruta fresca que contenga enzimas y otros suplementos.

Recientemente este tipo de ayuno modificado ha ido ganando popularidad. Se organizan retiros para ayunar y también algunas personas aprovechan el fin de semana para ayunar en casa. Creo que el ayuno modificado, a la vez que aumenta el suplemento de enzimas disponibles para las células, ofrece la posibilidad de revigorizar la fuerza vital. En estos momentos estoy llevando a cabo de manera activa investigaciones sobre esta idea y pronto espero poder publicar algo más sobre el ayuno Shinya.

El enema de café

Los enemas de café pueden potenciar y acelerar el efecto de desintoxicación.

La importancia del descanso

Da una cabezada cuando te sientas cansado. No tiene por qué ser larga. A veces cinco minutos de descanso con los ojos cerrados es lo único que necesitas. Cuando estoy trabajando en la clínica tengo la costumbre de descansar treinta minutos después de la comida. Puedes dudar del efecto de dormir cinco minutos o de treinta de siesta, pero supone un tiempo de descanso precioso para las células y no cuesta casi nada. No te dejes invadir por el estrés del trabajo ni te concentres hasta el punto de olvidarte de hacer pausas para romper el ritmo. Las pausas son importantes para poner a cero el contador de la actividad mental y física y volver al trabajo con la mente fresca. Aquellos que desempeñan un trabajo de oficina deberían evitar estar pegados a la computadora y tendrían que parar periódicamente para practicar la respiración profunda o beber agua. Básicamente, no recomiendo que te lleves trabajo a casa. Si trabajas en casa, mi consejo es que dejes de trabajar a una hora determinada y que cierres la puerta de tu oficina. Después de terminar el trabajo en la clínica me voy a casa a cenar y paso unas horas relajado hasta que me acuesto. Mi cena es al estilo japonés y consiste básicamente en alimentos vegetales. Mi alimento básico es el arroz integral al que acompaño de soya, ensalada, verduras cocidas, alimentos marinados y *natto*. En cuanto a los alimentos de origen animal, a veces como pescado sofrito o a la parrilla. En muy contadas ocasiones como carne en casa. Puedo comer carne de buena calidad en algún restaurante una o dos veces al año.

No comas nada después de cenar para que el exceso de enzimas no se agote por la noche. Puedes beber un vaso de agua aproximadamente una hora antes de acostarte. Es mejor irse a la cama con el estómago vacío.

No consumas alcohol o tabaco para relajarte, ya que pueden proporcionarte temporalmente una sensación de alivio pero conforme pasa el tiempo los vasos sanguíneos se estrechan, lo que dificulta la distribución de nutrientes y agua a las células de todo el cuerpo. Estas sustancias dificultan también la excreción de desechos y las toxinas se acumulan en las células, lo que deriva en el consumo de enzimas implicadas en el metabolismo. Aunque consumas agua y alimentos adecuados, si las enzimas se consumen, no podrás potenciar tu fuerza vital. Éste es un punto importante que hay que tener en cuenta.

12

Escuchar la voz de tu cuerpo

Hábitos conscientes para mejorar tu vida

Mucha gente viene a mi clínica cada día. En el proceso de escucha de su historial dietético y de sus problemas de salud, al examinar sus estómagos e intestinos con el endoscopio y tratar sus enfermedades cuando llega el caso, no puedo evitar pensar cómo podría ayudar a cada persona para vivir mejor en su cuerpo. El resultado de cómo hemos vivido día a día queda registrado en nuestros cuerpos. Esto puede parecer grave, pero lo diré de todas maneras: gran parte de los dolores y enfermedades que experimentamos son fruto de nuestra ignorancia sobre la manera adecuada de cuidar el cuerpo que nos ha sido dado. A menudo no sabemos escuchar la voz de nuestro cuerpo. Si no entendemos lo que significa buena comida y agua buena y vivimos desperdiciando vitalidad y enzimas porque estamos demasiado ocupados para prestarles atención, no es extraño que terminemos enfermos. Ese tipo de vida acelera el envejecimiento de las células y nos vacía de energía, sobre todo cuando nos hacemos mayores. No deberíamos pensar que el sufrimiento y la enfermedad son inevitables o que nos vemos abocados al declive físico y mental conforme nos hacemos mayores. Puedes cambiar tu destino si haces un esfuerzo para escuchar la voz de tu cuerpo. No sólo es mi deseo, como médico que soy, que hagas un esfuerzo para cuidar mejor tu cuerpo y con ello mantener la vitalidad y la salud. Es tu propio cuerpo el que lo desea, incluso con más entusiasmo que yo.

¿Qué quiere mi cuerpo? ¿Está a gusto? ¿Está triste? ¿Está enfadado? ¿Siente dolor? Por favor, dedica algún tiempo a escuchar la voz de tu cuerpo. Si lo escuchas, tu vida cambiará. Comprenderás mejor el contenido de este libro y serás capaz de comenzar a poner en práctica el mensaje que pretende transmitir.

Lo que comas hoy se convertirá mañana en la composición de las células de tu cuerpo y de tu cerebro. Afectará lo que hagas y lo que pienses. Cuando adoptes el *Bioenzima Shinya* y tus intestinos funcionen mejor y estén limpios, verás cambios no sólo en tu estado físico general, sino también en tu conciencia y tu vida. No exagero si digo que tu vida entera cambiará.

Lo que comemos tiene un efecto enorme en todos los aspectos de nuestra vida. Si los intestinos funcionan de manera estable gracias a buenos alimentos, mejorará tu estado físico y su mente también estará más estable. No te sentirás frustrado, preocupado o enfadado y te darás cuenta de que ves las cosas de manera más positiva. Las respuestas que estás buscando se esconden ahí dentro, en tus intestinos. Emprender un viaje mental puede sonar abstracto, pero el pequeño mundo de los intestinos es el lugar adecuado para emprenderlo. Encontraremos pistas para vivir mejor unos con otros si observamos la coexistencia y armonía que reina entre los incontables organismos, enzimas y minerales que pueblan el pequeño universo de nuestros intestinos.

Apéndice
Las siete claves de oro del doctor Shinya para una buena salud*

Usa estas claves para conservar las enzimas milagrosas de tu cuerpo y disfrutar de una vida larga y sana:

1. Una buena dieta

1. Consume un 85-90 por ciento de alimentos de origen vegetal:
   a. 50 por ciento de granos integrales, arroz integral, pasta de trigo integral, cebada, cereales,

---

* Las siete claves de oro están tomadas de mi libro *La enzima prodigiosa. (N. del A.)*

pan integral y leguminosas como soya, garbanzos, lentejas y alubias blancas, pintas, rojas, negras y rosadas.

b. 30 por ciento de verduras verdes y amarillas; tubérculos como papas, zanahorias, ñame, remolacha y algas marinas.

c. 5-10 por ciento de frutas, semillas y frutos secos.

2. Consume un 10-15 por ciento de proteínas de origen animal (entre 85 y 110 gramos por día, como máximo):

a. Pescados de todo tipo, pero mejor pescado pequeño, ya que el grande contiene mayor cantidad de mercurio.

b. Aves: pollo, pavo y pato en pequeñas cantidades.

c. Res, cordero, ternera y cerdo se deberían limitar o evitar.

d. Huevos.

e. Leche de soya, queso de soya, leche de arroz, leche de almendras.

Alimentos que hay que añadir a tu dieta:

1. Infusiones.
2. Pastillas de algas (*kelp*).

3. Levadura de cerveza (buena fuente de complejo vitamínico B y minerales).
4. Polen de abeja y propóleo.
5. Suplementos enzimáticos.
6. Suplementos minerales y multivitamínicos.

Alimentos y sustancias que evitar o limitar en tu dieta:

1. Productos lácteos como leche de vaca, queso, yogur y otros derivados.
2. Té verde japonés, té chino, té inglés (limitado a una o dos tazas por día).
3. Café.
4. Dulces y azúcar.
5. Nicotina.
6. Alcohol.
7. Chocolate.
8. Grasas y aceites.
9. Sal de mesa (usa sal marina con oligoelementos).

Recomendaciones dietéticas adicionales:

1. Deja de comer y de beber cuatro o cinco horas antes de acostarte.

2. Mastica cada bocado entre 30 y 50 veces.

3. No tomes nada entre comidas, excepto fruta (si el hambre te mantiene despierto, puedes comer una pieza entera de fruta, ya que se digiere rápidamente).

4. Come fruta y bebe jugo entre 30 y 60 minutos antes de las comidas.

5. Come granos y cereales integrales sin refinar.

6. Come más alimentos crudos o ligeramente sofritos. Calentar la comida a más de 47 °C dañará las enzimas.

7. No comas alimentos oxidados (la fruta que se ha vuelto marrón significa que ha empezado a oxidarse).

8. Come alimentos fermentados.

9. Sé disciplinado con la comida que ingieres. Recuerda que eres lo que comes.

2. Agua de buena calidad

El agua es esencial para la salud. Bebe agua con un fuerte poder reductor que no se haya contaminado con sustancias químicas. Beber «agua buena», como agua purificada o agua dura que posee mucho calcio y magnesio, mantendrá un pH alcalino óptimo en tu cuerpo.

- Los adultos deben beber al menos de seis a diez vasos de agua al día.
- Bebe entre uno y tres vasos de agua al despertarte por la mañana.
- Bebe de dos a tres vasos de agua alrededor de una hora antes de cada comida.

3. Eliminación regular

- Empieza un hábito diario de eliminación de los contaminantes intestinales y limpia tu sistema con regularidad.
- No tomes laxantes.
- Si el intestino está congestionado o quieres desintoxicar el hígado, plantéate usar un enema de café. El enema de café es mejor para la desintoxicación de colon y para todo el cuerpo porque no libera radicales libres al flujo sanguíneo como otros métodos dietéticos de desintoxicación.

4. Ejercicio moderado

- El ejercicio apropiado para tu edad y estado físico es necesario para una buena salud, pero un ejercicio excesivo puede liberar radicales libres y dañar tu cuerpo.

- Algunos ejercicios adecuados son caminar (4 km), nadar, jugar al tenis, montar en bicicleta, jugar al golf, hacer ejercicios de estiramiento, practicar yoga, artes marciales y aeróbics.

5. Descanso adecuado

- Vete a la cama a la misma hora cada noche y duerme de seis a ocho horas seguidas.
- No comas ni bebas cuatro o cinco horas antes de acostarte. Si tienes hambre, puedes comer una pieza de fruta pequeña, ya que se digerirá fácilmente.
- Echa una pequeña siesta de treinta minutos después de la comida.

6. Respiración y meditación

- Practica la meditación.
- Practica el pensamiento positivo.
- Haz respiraciones abdominales profundas cuatro o cinco veces por hora. La exhalación debe ser

dos veces más larga que la inhalación. Esto es muy importante, ya que la respiración profunda ayuda al cuerpo a eliminar toxinas y radicales libres.

- Usa ropa holgada que no dificulte la respiración.
- Escucha a tu cuerpo y sé bueno contigo mismo.

7. Alegría y amor

- La alegría y el amor potenciarán el factor enzimático de tu cuerpo, en ocasiones de forma maravillosa.
- Dedica un rato cada día a apreciar y agradecer las cosas.
- Ríe.
- Canta.
- Baila.
- Vive apasionadamente y comprométete con tu vida, con tu trabajo y con tus seres queridos. Hazlo con todo tu corazón.

Glosario

Antibiótico: sustancia o compuesto que marca o inhibe el crecimiento de las bacterias.

Apoptosis: muerte celular programada o suicidio de las células.

ATP (trifosfato de adenosina): molécula que transporta energía química en las células para el metabolismo.

Autofagia: proceso por el cual los patógenos que penetran en las células, tras escapar a los ataques de las sustancias antivirales y antibacterianas, son destruidos a nivel molecular. Los patógenos son identificados dentro de las células, metidos en bolsas y triturados por las enzimas.

Bacteria: un vasto grupo de microorganismos unicelulares procariotas.

Célula efectora: célula T activa.

Células T: células pertenecientes al grupo de los glóbulos blancos, conocidos también como linfocitos, que desempeñan un papel central en la inmunidad celular. Tienen receptores especiales en su superficie llamados receptores de las células T (TCR).

Enzimas: sustancias de naturaleza proteica que intervienen como catalizadoras en todas las fases de nuestras actividades vitales.

Fitoquímicos: compuestos químicos como el betacaroteno que se encuentran de manera natural en las plantas. El término se usa por lo general para referirse a aquellas sustancias químicas que pueden afectar positivamente a la salud pero que todavía no se han definido como nutrientes esenciales.

Hongo: miembro de un amplio grupo de organismos eucariotas que incluye microorganismos como las levaduras y otros más familiares como las setas.

Lactobacilos: un grupo importante de bacterias acido-lácticas que convierten la lactosa y otros azúcares en ácido láctico al transformar su entorno en ácido, por lo que inhiben el crecimiento de algunas bacterias nocivas.

Linfoquinas: producidas por las células T para dirigir la respuesta del sistema inmunológico mediante el intercambio de señales entre sus células y atrayendo a otras células inmunológicas como los macrófagos y otros linfocitos al lugar infectado para atacar a los invasores.

Lisosoma: enzima que descompone los alimentos en las células de los animales para facilitar su digestión (en las levaduras y en las plantas las vacuolas líticas cumplen la misma función).

Macrófagos: las primeras células blancas (glóbulos blancos) en reaccionar a los virus invasores, cuya labor es literalmente capturar y devorar patógenos.

Microbio: organismo microscópico, demasiado pequeño para que el ojo humano lo vea.

Mitocondrias: a veces se las describe como «plantas de energía celular» porque generan la mayoría de las células que proporcionan adenosín trifosfato (ATP), usado como fuente de energía química.

Neoenzimas: término acuñado por el doctor Shinya para las enzimas que hacen el trabajo de desintoxicación intracelular en animales, plantas y microorganismos. Decidió llamarlas «neoenzimas» porque son enzimas que ayudan a renovar las células de los organismos vivos.

Neutrófilos: glóbulos blancos de la sangre que devoran a los patógenos invasores.

Organismo eucariota: organismo compuesto por células con ADN dentro de un núcleo.

Patógenos: organismos infecciosos. Incluyen bacterias (como el estafilococo), virus (como el de la polio) y hongos (como las levaduras).

Procariota: organismo compuesto por células con ADN no confinado en un núcleo.

Proteosoma: enzima que degrada proteínas dañadas o innecesarias mediante una reacción química llamada proteólisis, que rompe las cadenas de péptidos.

Receptores tipo Toll (TLR): tipo de proteínas que desempeñan un papel clave en el sistema inmunológico innato. Estos receptores capturan invasores extraños y secretan sustancias antivirales y antibacterianas. Esta función no se limita a las células que han sido invadidas. El sensor se encarga de informar del peligro a otras células vecinas que emiten a su vez las sustancias mencionadas y las dirigen contra los patógenos.

Síndrome metabólico: combinación de varios trastornos médicos, quizás causados por estrés prolongado, que incrementa el riesgo de desarrollar enfermedades cardiovasculares y diabetes.

Sistema inmunológico innato: nuestro sistema inmunológico más antiguo en términos evolutivos. Proporciona defensa inmediata contra las infecciones. El sistema inmunológico innato trabaja continuamente para ayudar a que nos mantengamos sanos la mayor parte del tiempo.

Sistema ubiquitina-proteasoma: parte del sistema inmunológico innato por el que la enzima proteosoma marca las «proteínas defectuosas» con el objetivo de descomponerlas y destruirlas.

Virus: pequeño agente infeccioso que puede duplicarse solamente dentro de las células o de otros organismos.

Este libro se terminó de imprimir en el mes de
Marzo del 2014, en Impresos Vacha, S.A. de C.V.
Juan Hernández y Dávalos Núm. 47, Col. Algarín,
México, D.F., CP 06880, Del. Cuauhtémoc.